全国中医药行业高等教育“十三五”创新教材

中医护理技术临床实务

主　编　刘建军（江西中医药大学）
　　　　徐明明（深圳市中医院）

中国中医药出版社
·北　京·

图书在版编目（CIP）数据

中医护理技术临床实务/刘建军，徐明明主编．—北京：中国中医药出版社，2018.12（2023.3重

全国中医药行业高等教育“十三五”创新教材

ISBN 978-7-5132-5201-0

Ⅰ.①中…　Ⅱ.①刘…②徐…　Ⅲ.①中医学-护理学-高等学校-教材　Ⅳ.①R248

中国版本图书馆CIP数据核字（2018）第218819号

中国中医药出版社出版

北京经济技术开发区科创十三街31号院二区8号楼

邮政编码　100176

传真　010-64405721

三河市同力彩印有限公司印刷

各地新华书店经销

开本 787×1092　1/16　印张 9.5　字数 214 千字

2018年12月第1版　2023年3月第3次印刷

书号　ISBN 978-7-5132-5201-0

定价　32.00元

网址　www.cptcm.com

服务热线　010-64405510

购书热线　010-89535836

维权打假　010-64405753

微信服务号　zgzyycbs

微商城网址　https://kdt.im/LIdUGr

官方微博　http://e.weibo.com/cptcm

天猫旗舰店网址　https://zgzyycbs.tmall.com

如有印装质量问题请与本社出版部联系（010-64405510）

版权专有　侵权必究

全国中医药行业高等教育“十三五”创新教材

《中医护理技术临床实务》编委会

主　编　刘建军（江西中医药大学）
　　　　徐明明（深圳市中医院）
副主编　廖国琼（深圳市中医院）
　　　　卢盛贞（江西省中西医结合医院）
　　　　刘永芬（江西中医药大学）
编　委（以姓氏笔画为序）
　　　　王太芬（深圳市中医院）
　　　　王丽萍（江西省中西医结合医院）
　　　　王琬洁（深圳市中医院）
　　　　卢　懿（江西省中西医结合医院）
　　　　任晓艳（深圳市中医院）
　　　　孙琳琳（深圳市中医院）
　　　　李　鹤（深圳市中医院）
　　　　李淑珍（深圳市中医院）
　　　　杨雨竹（深圳市中医院）
　　　　闵俊英（江西省中西医结合医院）
　　　　张　晶（深圳市中医院）
　　　　陈　艳（深圳市中医院）
　　　　卓晓英（深圳市中医院）
　　　　翁雪云（深圳市中医院）
　　　　高　娟（深圳市中医院）
　　　　涂　燕（江西省中西医结合医院）
　　　　涂长英（江西省中西医结合医院）
　　　　黄小娟（深圳市中医院）
　　　　彭夏红（江西省中西医结合医院）
　　　　熊　琼（江西省中西医结合医院）
　　　　潘晓东（深圳市中医院）

编写说明

中医临床护理学是中医学的重要组成部分，它是以中医理论为基础，将中医护理知识与临床实践相结合，是培养学生将中医临床思维和护理工作相结合的一门临床应用课程。

本教材旨在人才培养与中医临床护理工作的无缝对接，为培养高素质应用型护理专业人才，更好地满足中医临床护理工作的需求，经过充分论证，精心编撰，希望其能够成为具有前瞻性、独特性、创新性和适用性的优秀教材。本教材在现有教学的基础上，进一步融入中医临床护理的工作内容，使教材内容更贴近于临床实践，更加凸显中医特色，更加突出其实用性。本教材的主要内容包括常用中医护理操作技术、中医护理技术的临床应用等。常用中医护理操作技术除了传统项目外，还包括临床创新项目，并将常用的现代治疗仪操作技术附录于后，方便读者了解与掌握。在中医护理技术的临床应用方面，针对不同的临床病证，梳理出了相应的治疗技术，以便学生或中医临床护理工作者更好地运用所学知识。本教材将临床常用的中医护理操作技术及中医护理创新技术编入其中，丰富了中医护理操作技术项目，更加方便指导学生使用。经过临床中医护理工作的开展运用，上述内容及方法，收到了良好的治疗效果，得到了护理人员的一致好评。

本教材适用于护理学专业大三、大四的学生，亦适用于临床从事护理工作并有意加强中医护理学习，或提升中医护理水平的护理人员。通过本教材的学习，可使读者对临床现行的中医护理技术有更深的理解和掌握，从而丰富临床护理手段，更好地开展护理工作。

本教材编写之初，得到了国家中医药管理局教材建设工作委员会办公室、中国中医药出版社的大力支持。由于编写队伍水平有限、编写时间仓促，难免存在遗漏之处，恳请广大师生及读者批评指正，以便再版时修改。

《中医护理技术临床实务》编委会

2018 年 9 月

目 录

上篇 常用中医护理技术

下篇 中医护理技术的临床应用

上篇 常用中医护理技术

中医护理技术是以中医理论为指导，通过刺激人体特定部位，以平衡阴阳，调理经络、气血，达到防病、治病为日的的护理项目。它具有操作简单、疗效可靠的优点，在临床治疗中得到了广泛的运用，是临床开展中医护理工作的基础。学习中医护理技术，掌握各种护理技术的理论知识、方法技能，对开展中医临床护理实践具有重要的意义。

第一章 耳穴压豆技术

耳穴压豆技术是采用王不留行籽、莱菔子等丸状物贴压于耳郭上的穴位，通过按压来疏通经络，调整脏腑气血，促进机体阴阳平衡，达到治疗疾病、改善临床症状目的的一种中医外治技术。

【适用范围】

耳穴压豆技术适用于疾病所致的疼痛、失眠、焦虑、眩晕、便秘、腹泻等症状。

【评估】

1. 治疗室环境及温度。
2. 患者主要症状、既往史、是否妊娠或处于月经期。
3. 患者有无对胶布、药物、酒精等过敏史。
4. 患者耳部皮肤情况、对疼痛的耐受程度。

【告知】

1. 耳穴压豆的作用、操作方法。
2. 每日自行按压 3~5 次，每次每穴 1~2 分钟。
3. 贴压的局部感觉：热、麻、胀、痛，如有不适感，应及时告知医务人员。
4. 贴压的胶布脱落后，应立即检查并告知医务人员。

【物品准备】

治疗盘、王不留行籽或莱菔子等丸状物、胶布、75%乙醇、棉签、探棒、止血钳或镊子、弯盘，必要时可准备耳穴模型。

【基本操作方法】

1. 核对医嘱，评估患者，做好解释工作，调节室内温度。

2. 备齐用物，携至床旁。

3. 协助患者取合理舒适的体位，充分暴露其耳部皮肤。

4. 遵医嘱取穴，用探棒自上而下探查耳穴反应点，确定贴压部位。

5. 用棉签蘸取75%乙醇全面消毒耳部皮肤。

6. 选用质硬而光滑的王不留行籽或莱菔子等丸状物贴附在胶布中央，一手固定耳郭，一手用止血钳或镊子夹住胶布，贴敷于选好的耳穴处，并给予适当按压，使患者有热、麻、胀、痛感，即“得气”感后松手。

7. 观察患者耳部皮肤，询问其有无头晕、疼痛等不适感。

8. 常用的按压手法有以下三种。

（1）对压法　用食指和拇指的指腹置于患者耳郭的正面、背面，按压至其出现热、麻、胀、痛感，食指和拇指可边按压、边左右移动；或做圆形移动，一旦找到最敏感的反应点，则对其持续按压20~30秒。对内脏痉挛性疼痛、躯体疼痛有较好的镇痛效果。

（2）直压法　用指尖垂直按压耳穴，至患者产生胀痛感，持续按压20~30秒，间隔少许时间后重复按压，每次按压3~5分钟。

（3）点压法　用指尖一压一松地按压耳穴，每次间隔0.5秒。本法以患者感到胀且有刺痛感为宜，但用力不宜过重。每次每穴可按压2~7下，具体可视病情而定。

9. 操作完毕，安排患者舒适体位，整理床单位。

10. 清理用物，洗手。记录选取的耳朵、穴位及相应的治疗时间、按压手法等。注意观察治疗效果。

【注意事项】

1. 习惯性流产的孕妇、耳郭局部有炎症及冻疮、表面皮肤有破溃者均不宜接受耳穴压豆技术的治疗。

2. 每次贴压时应选择一侧耳部，双侧耳部可轮流使用。夏季易出汗，留置时间为1~3天，冬季留置时间则为3~7天。

3. 观察患者耳部皮肤情况，留置期间应防止胶布脱落或污染；对普通胶布过敏者可改用脱敏胶布。

4. 若患者侧卧位时感觉耳部不适，可适当调整体位。

【耳穴压豆技术操作流程图】

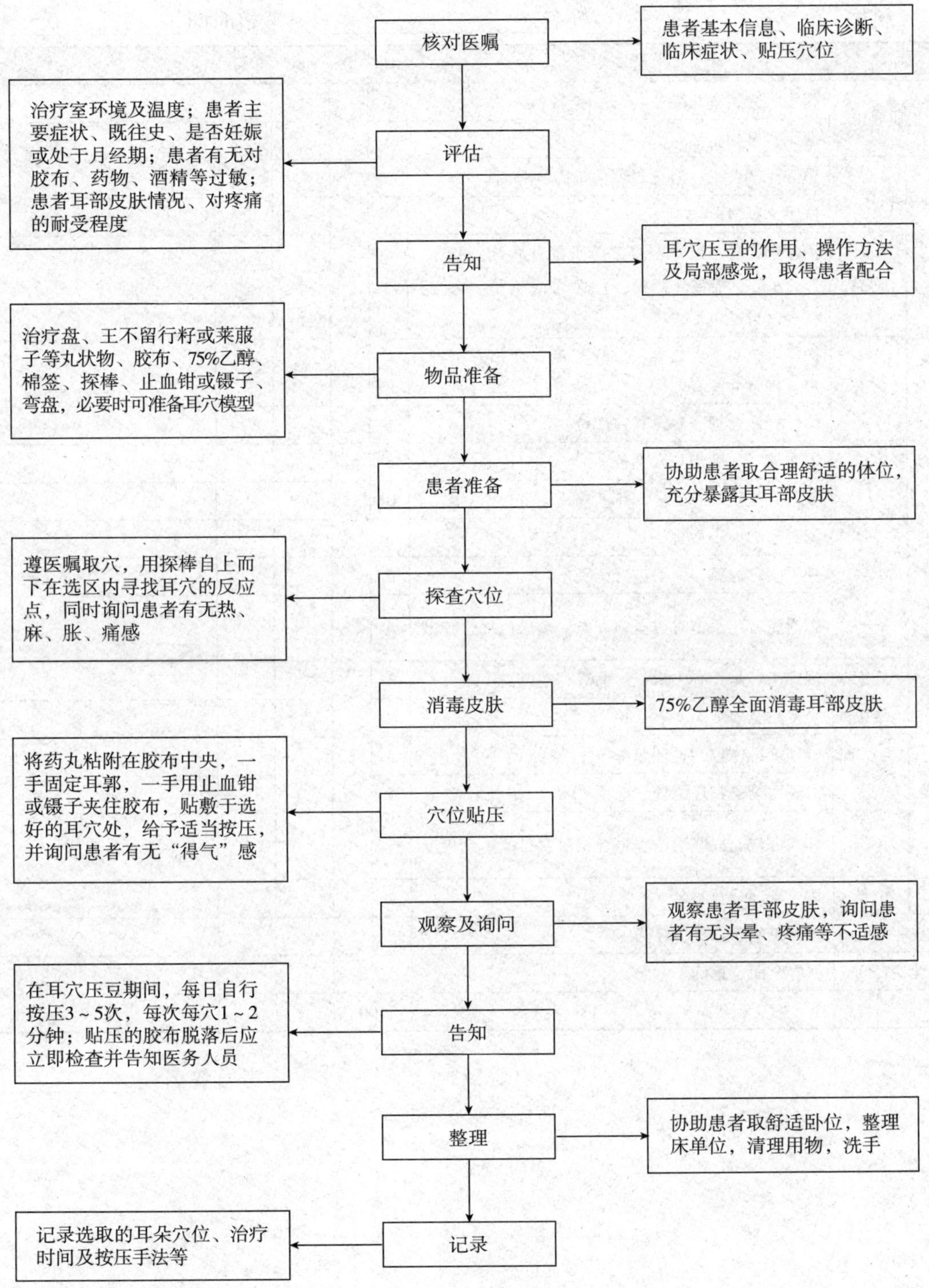

【耳穴压豆技术评分标准】

科室______________ 姓名______________ 考核时间______________

<table>
<tr><th colspan="2">项　目</th><th>要　求</th><th colspan="2">应得分</th><th>扣分</th><th>得分</th><th>说明</th></tr>
<tr><td colspan="2" rowspan="2">素质要求</td><td>仪表大方，举止端庄，态度和蔼</td><td>5</td><td rowspan="2">10</td><td></td><td></td><td></td></tr>
<tr><td>服装、鞋帽整洁</td><td>5</td><td></td><td></td><td></td></tr>
<tr><td rowspan="5">操作前准备</td><td rowspan="2">操作者</td><td>遵照医嘱要求，对患者评估正确、全面</td><td>5</td><td rowspan="5">25</td><td></td><td></td><td></td></tr>
<tr><td>洗手，戴口罩</td><td>2</td><td></td><td></td><td></td></tr>
<tr><td>物品</td><td>治疗盘、王不留行籽或莱菔子等丸状物、胶布、75%乙醇、棉签、探棒、止血钳或镊子、弯盘，必要时可准备耳穴模型</td><td>6</td><td></td><td></td><td></td></tr>
<tr><td rowspan="2">患者</td><td>操作者核对患者姓名、临床诊断，介绍并解释，患者理解并配合</td><td>6</td><td></td><td></td><td></td></tr>
<tr><td>体位舒适合理，暴露耳穴部位</td><td>6</td><td></td><td></td><td></td></tr>
<tr><td rowspan="7">操作流程</td><td>定位</td><td>再次核对、确定耳穴部位</td><td>5</td><td rowspan="7">35</td><td></td><td></td><td></td></tr>
<tr><td rowspan="4">手法</td><td>取穴方法正确</td><td>10</td><td></td><td></td><td></td></tr>
<tr><td>消毒范围大小适宜</td><td>5</td><td></td><td></td><td></td></tr>
<tr><td>一手固定耳郭，一手进行压豆</td><td>5</td><td></td><td></td><td></td></tr>
<tr><td>嘱咐患者用手定时按压施豆点，刺激以加强疗效</td><td>3</td><td></td><td></td><td></td></tr>
<tr><td>观察</td><td>观察患者是否有头晕、疼痛等不适感</td><td>5</td><td></td><td></td><td></td></tr>
<tr><td>结束</td><td>交待注意事项</td><td>2</td><td></td><td></td><td></td></tr>
<tr><td rowspan="4">操作后</td><td rowspan="2">整理</td><td>合理安排体位，整理床单位</td><td>3</td><td rowspan="4">15</td><td></td><td></td><td></td></tr>
<tr><td>清理用物，归还原处，洗手</td><td>5</td><td></td><td></td><td></td></tr>
<tr><td>评价</td><td>耳穴部位、皮肤清洁、患者感受、目标达到程度</td><td>5</td><td></td><td></td><td></td></tr>
<tr><td>记录</td><td>按要求记录及签名</td><td>2</td><td></td><td></td><td></td></tr>
<tr><td colspan="2">技能熟练</td><td>操作正确、熟练、轻巧</td><td>5</td><td rowspan="2">15</td><td></td><td></td><td></td></tr>
<tr><td colspan="2">理论提问</td><td>回答全面、正确</td><td>10</td><td></td><td></td><td></td></tr>
<tr><td colspan="2">合　计</td><td></td><td colspan="2">100</td><td></td><td></td><td></td></tr>
</table>

考官签名：____________

第二章 艾条灸法技术

艾条灸法技术是用点燃的艾条作用于选定的穴位或病痛部位之上，通过艾条的温热和药力作用刺激穴位或病痛部位，从而达到温经散寒、扶阳固脱、消瘀散结、防治疾病等目的的一种中医外治技术。

【适用范围】

艾条灸法技术适用于：①各种慢性虚寒型疾病及寒湿所致的疼痛，如胃脘痛、腰背酸痛、四肢凉痛、月经寒痛等；②气虚下陷所致的脏器下垂；③脾肾阳虚、元气暴脱所致的久泻、遗尿、遗精、阳痿、虚脱、休克等。

【评估】

1. 治疗室环境及温度。

2. 患者主要症状、既往史、是否妊娠或处于月经期。

3. 患者有无哮喘病史、艾绒过敏史、出血史。

4. 患者施灸部位的皮肤情况、对热和气味的耐受程度。

【告知】

1. 艾灸的作用、操作方法。取得患者信任，嘱咐患者排空二便。

2. 如在施灸过程中出现头昏眼花、恶心、颜面苍白、心慌出汗等不适感，应及时告知操作者。

3. 个别患者在治疗过程中艾灸的部位可能会出现水疱。

4. 灸后注意保暖，饮食宜清淡。

【物品准备】

艾条、治疗盘、酒精灯、打火机、弯盘、广口瓶、纱布、治疗巾，必要时准备浴巾、屏风。

【基本操作方法】

1. 核对医嘱，评估患者，做好解释工作，调节室内温度。

2. 备齐用物，携至床旁。

3. 根据施灸部位，协助患者取合理舒适的体位，确定并充分暴露施灸部位，注意保护隐私及保暖。

4. 点燃艾条，进行施灸。

5. 常用的施灸方法有以下三种。

（1）温和灸　将点燃的艾条对准施灸部位，悬空距离皮肤 2～3cm，使患者局部有温热感为宜，每处灸 10~15 分钟，至皮肤出现红晕为度。

（2）雀啄灸　将点燃的艾条对准施灸部位 2~3cm，一上一下进行施灸，如此反复，一般每穴灸 10~15 分钟，至皮肤出现红晕为度。

（3）回旋灸　将点燃的艾条悬于施灸部位上方 2cm 处，反复旋转移动范围约为 3cm，每处灸 10~15 分钟，至皮肤出现红晕为度。

6. 施灸过程中询问患者有无不适，观察患者皮肤情况。如有艾灰，及时用纱布清洁，或将艾灰弹入弯盘，防止灼伤皮肤。

7. 施灸结束，立即将艾条插入广口瓶，熄灭艾火。

8. 清洁施灸部位皮肤，协助患者穿衣，取舒适体位，整理床单位。

9. 酌情开窗通风，注意保暖，避免吹对流风。

10. 处理用物，洗手。记录艾灸治疗时间、部位、施灸方法及患者皮肤情况等。注意观察治疗效果。

【注意事项】

1. 大血管处，孕妇腹部和腰骶部，皮肤感染、溃疡、瘢痕处，有出血倾向者不宜施灸；空腹或餐后一小时内也不宜施灸。

2. 一般情况下，施灸顺序为自上而下，先头身，后四肢，先腰背，后胸腹。

3. 施灸时应防止艾灰脱落灼伤皮肤或衣物。

4. 注意观察皮肤情况，对糖尿病、肢体麻木及感觉迟钝的患者，尤其应注意防止烫伤或灼伤。

5. 如局部皮肤出现小水疱，无需处理，可自行吸收；如水疱较大，可在消毒后用无菌注射器抽吸泡液，用无菌纱布覆盖，保持干燥，防止感染。

【艾条灸法技术操作流程图】

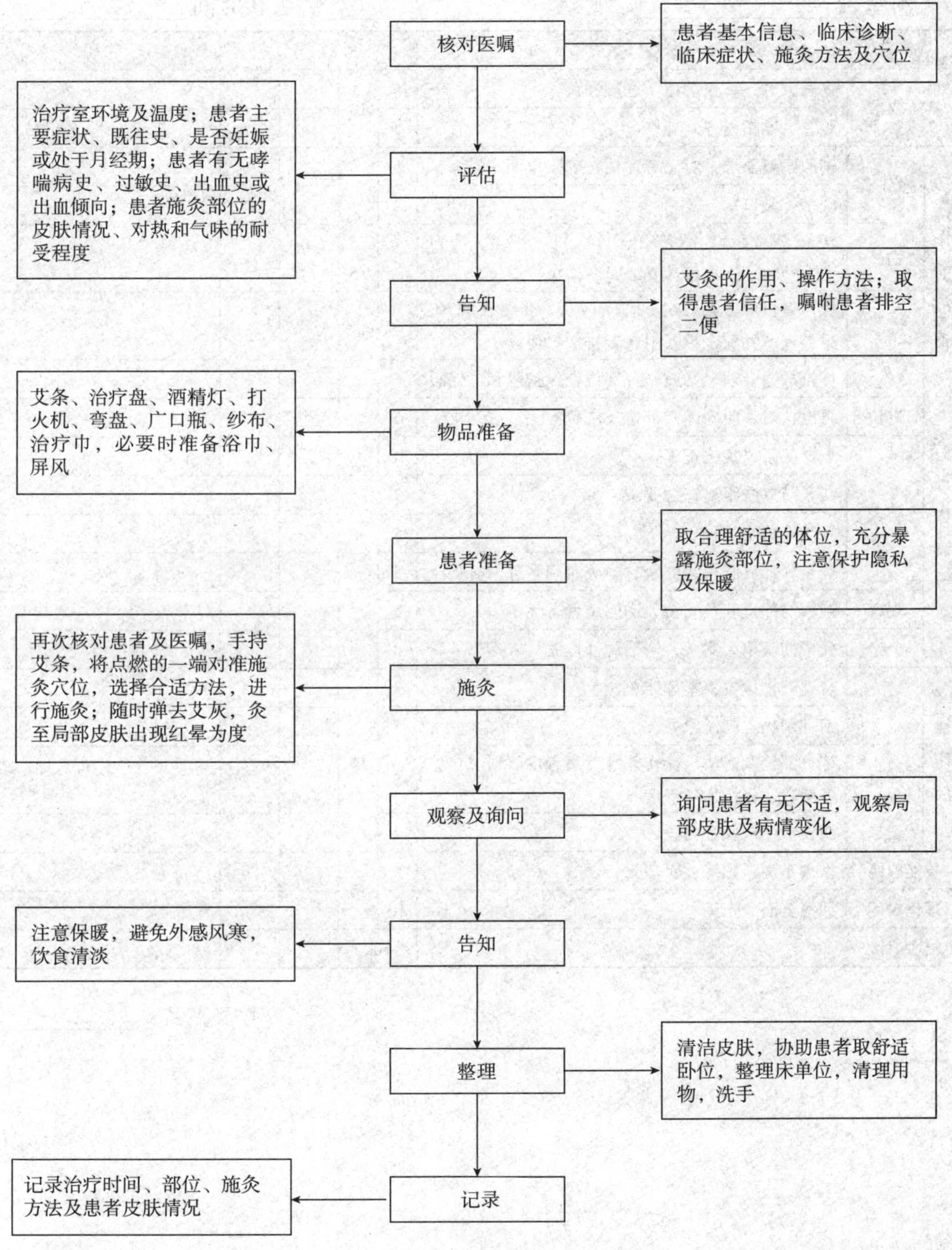

【艾条灸法技术操作评分标准】

科室＿＿＿＿＿＿＿＿ 姓名＿＿＿＿＿＿＿＿ 考核时间＿＿＿＿＿＿＿＿

项　目		要　求	应得分		扣分	得分	说明
素质要求		仪表大方，举止端庄，态度和蔼	5	10			
		服装、鞋帽整齐	5				
操作前准备	操作者	遵照医嘱要求，对患者评估正确、全面	5	25			
		洗手，戴口罩	2				
	物品	艾条、治疗盘、酒精灯、打火机、弯盘、广口瓶、纱布、治疗巾，必要时备浴巾、屏风	6				
	患者	操作者核对患者姓名、临床诊断，介绍并解释，患者理解并配合；嘱咐患者排空二便	6				
		体位舒适合理，暴露施灸部位，保护隐私，保暖	6				
操作流程	定位	再次核对、明确腧穴部位及施灸方法	5	35			
	施灸	点燃艾条，灸法正确	10				
		艾条与皮肤距离符合要求	2				
		及时除掉艾灰	5				
		灸至局部皮肤稍起红晕，施灸时间合理	5				
	观察	观察局部皮肤及病情，询问患者有无不适	5				
	灸毕	灸毕彻底熄灭艾条，清洁局部皮肤	3				
操作后	整理	合理安排体位，整理床单位	3	15			
		清理用物，归还原处，洗手	5				
	评价	施灸部位及方法、操作熟练、患者皮肤情况、患者感觉、目标达到程度	5				
	记录	按要求记录及签名	2				
技能熟练		操作正确、熟练、轻巧	5	15			
理论提问		回答全面、正确	10				
合　计			100				

考官签名：＿＿＿＿＿＿

第三章　艾灸箱技术

艾灸箱技术是将适量艾炷点燃并放入木质艾灸箱内，再将艾灸箱放在需要施灸的部位或对应的穴位上，利用灸火的温热及药物的作用，通过经络的传导以温通经脉、调和气血、扶正祛邪，从而达到防病治病的目的。

【适用范围】

适用于风湿及类风湿关节炎、颈椎病、偏头痛、肩周炎、肘关节炎、坐骨神经痛、腰腿痛、关节痛、胃痛、痛经、寒痹、扭伤急性期和恢复期治疗的患者。

【评估】

1. 治疗室环境及温度。

2. 患者主要症状、既往史、是否妊娠或处于月经期。

3. 患者施灸部位的皮肤情况、对热的耐受程度。

4. 检查艾灸箱是否完好，其钢网是否平整。

【告知】

1. 施灸的作用、操作方法。取得患者信任，嘱咐患者排空二便。

2. 艾炷点燃会出现较淡的艾绒燃烧气味；治疗中可能出现烧灼、热烫的感觉或出现烫伤、水疱等情况。

3. 治疗过程中尽量不要晃动身体和艾灸箱，防止艾炷滚动，受热不均导致局部烫伤。

4. 治疗后 4 小时内勿冲凉，注意避风寒，防外感。

【物品准备】

治疗车、艾炷 4~6 节（5~6cm）、打火机、酒精灯、纱布、艾灸箱、水盆，必要时准备浴巾、屏风。

【基本操作方法】

1. 核对医嘱，评估患者，做好解释工作，调节室内温度。

2. 备齐用物，携至床旁。

3. 根据施灸的部位或穴位，协助患者取合理舒适的体位，暴露施灸部位，注意保护患者隐私，保暖。

4. 清洁施灸部位或穴位，将艾炷固定在艾灸箱的相应位置，点燃。

5. 将艾灸箱置于施灸的部位或对应穴位上，协助患者维持舒适体位。

6. 观察患者局部皮肤情况，询问有无不适感，以局部皮肤出现红晕而不起泡为度，一般灸 15~20 分钟。

7. 操作完毕，移除艾灸箱，清洁局部皮肤，协助着衣，注意避风，用镊子取出剩余未燃尽的艾炷置于水盆中灭火，清理用物，整理床单位。

8. 观察疗效，做好记录。

【注意事项】

1. 治疗部位的皮肤若有感染、溃疡、疤痕，则不宜操作。

2. 颜面部、大血管处、孕妇腹部和腰骶部、实热证和阴虚发热者不宜施灸。

3. 艾灸箱四周可绕浴巾，防止热量外散。治疗过程中注意保暖，患者可闭目休息，防止烟雾刺激眼睛。

4. 治疗时需加强巡视，防止发生意外。

5. 对昏迷、温热感觉迟钝、局部皮肤感觉消失的患者，操作者应随时试温，勿施灸过量，以免灼伤皮肤。

6. 如局部出现小水疱，无需处理，可自行吸收；如水疱较大，消毒局部皮肤后，用无菌注射器抽出泡液，覆盖无菌纱布，保持干燥，防止感染。

【艾灸箱技术操作流程图】

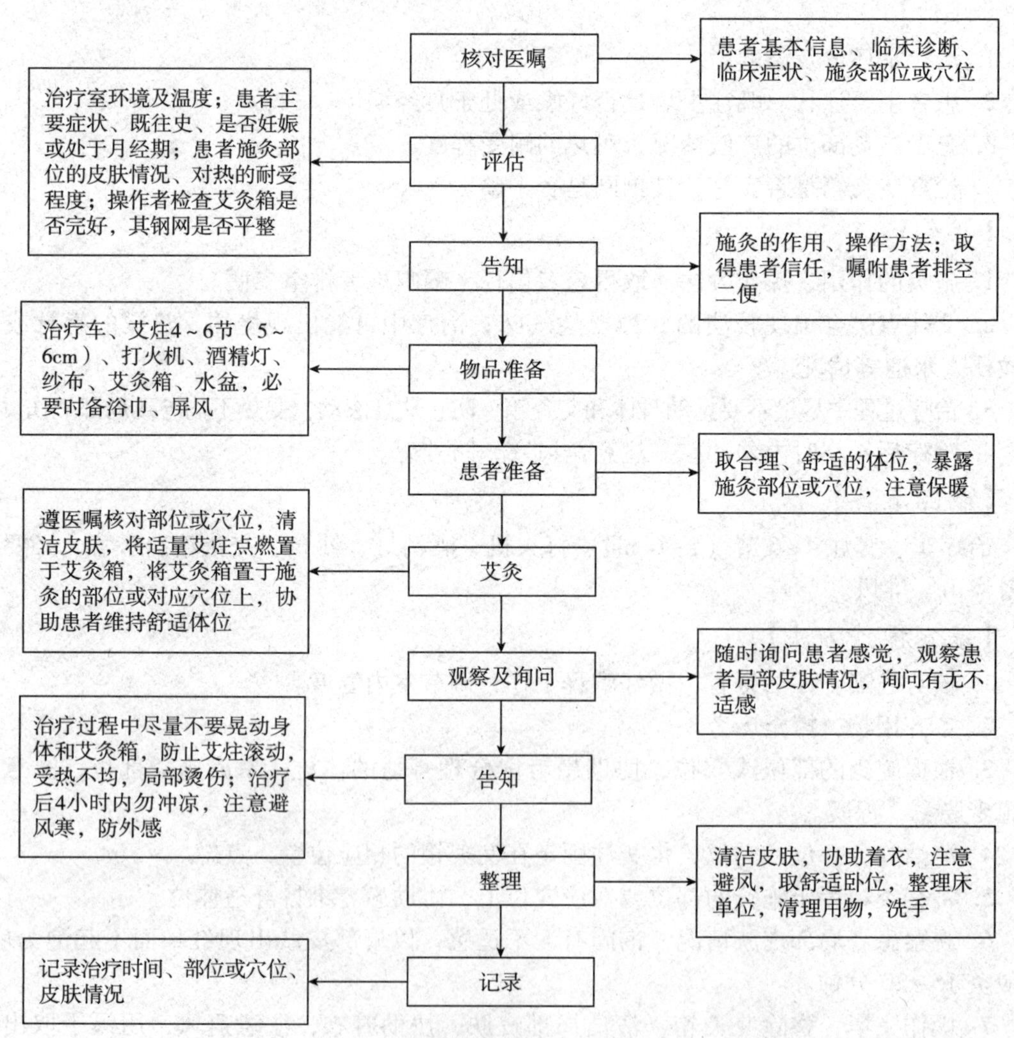

【艾灸箱技术操作评分标准】

科室________ 姓名________ 考核时间________

项目		要求	应得分		扣分	得分	说明
素质要求		仪表大方，举止端庄，态度和蔼	5	10			
		服装、鞋帽整洁	5				
操作前准备	操作者	遵照医嘱要求，对患者评估正确、全面	5	25			
		洗手，戴口罩	2				
	物品	治疗车、艾炷4~6节（5~6cm）、打火机、酒精灯、纱布、艾灸箱、水盆，必要时准备浴巾、屏风	6				
	患者	操作者核对患者姓名、临床诊断、介绍并解释，患者理解与配合；嘱咐患者排空二便	6				
		体位舒适合理，暴露施灸部位或穴位，保暖	6				
操作流程	定位	再次核对、确定施灸部位	5	35			
	手法	施灸部位或穴位定位正确	10				
		艾灸箱运用正确	5				
		施灸温度适宜	2				
		施灸至局部皮肤稍起红晕，时间合理	5				
	观察	观察施灸处皮肤及病情变化，询问患者有无不适	5				
	灸毕	灸后艾炷彻底熄灭，清洁局部皮肤	3				
操作后	整理	合理安排体位，整理床单位	3	15			
		清理用物，归还原处，洗手；艾炷处理符合要求	5				
	评价	施灸部位准确、操作熟练、患者皮肤情况、患者感觉、目标达到的程度	5				
	记录	按要求记录及签名	2				
技能熟练		操作正确、熟练、轻巧	5	15			
理论提问		回答全面、正确	10				
合计			100				

考官签名：________

第四章 艾灸治疗仪技术

艾灸治疗仪是现代艾灸疗法的载体，在保留艾绒的基础上，通过电子加热将无烟艾绒挥发油充分释放，加上电子磁疗的共同作用，使有效的活化物质透过皮肤，直接作用于病灶，充分发挥其温经通络、祛风散寒、活血化瘀、消肿止痛、行气消胀等功效。

【适用范围】

艾灸治疗仪技术适用于颈椎病、肩周炎、关节炎、腰椎间盘突出症、腰肌劳损、腹痛、腹泻、月经不调、盆腔炎、附件炎等疾病的辅助治疗。

【评估】

1. 治疗室环境及温湿度。
2. 患者主要症状、既往史、过敏史、是否妊娠或处于月经期。
3. 患者施灸部位的皮肤情况、对热的耐受程度。
4. 患者进餐时间。

【告知】

1. 艾灸治疗仪的作用、操作方法。取得患者信任，嘱咐患者排空二便。
2. 治疗过程中，温度以温热为宜，一般为50~55℃。如温度过烫或出现心慌不适等症状，应及时告知护士。
3. 艾灸治疗仪的治疗时间一般为20~30分钟。
4. 治疗过程中局部皮肤可能出现水疱，如出现小水疱不必处理，可自行吸收；如水疱较大，应做相应的处理。
5. 灸后多饮温开水，注意保暖，饮食宜清淡。
6. 空腹醉酒及餐后30分钟不宜进行艾灸治疗。

【物品准备】

艾灸治疗仪、艾灸绒芯片、治疗盘、大毛巾、胶布，必要时准备屏风。

【基本操作方法】

1. 核对医嘱，评估患者，做好解释工作，调节室内温度。
2. 备齐用物，携至床旁，根据医嘱选择施灸部位，协助患者取合理舒适的体位，暴露施灸部位，保暖，必要时用屏风遮挡。
3. 检查艾灸治疗仪的仪器性能，将艾绒芯片插入芯片插座内，开启仪器开关，按医嘱将电极放置于相应部位并垫上毛巾，使用固定带固定，做到松紧适度。如为单个穴位可用胶布固定于相应部位。
4. 根据患者的年龄及皮肤状况来调节治疗时间和温度。

5. 治疗过程中应及时询问患者感觉，如有不适感应及时调节温度。

6. 治疗结束先撤走电极板，再关电源，清理用物，整理床单位，洗手。

10. 检查局部皮肤情况，观察疗效，做好记录。

【注意事项】

1. 注意体位和穴位的准确性，体位的摆放要配合治疗的需要，同时要注意舒适、保暖。

2. 恶性肿瘤、活动性肺结核、有出血倾向的患者、孕妇、急性扭伤24小时内、植入心脏起搏器、器官移植或植入金属器官者禁止使用艾灸治疗仪。

3. 心前区、大血管处、乳头、腋窝、肚脐、会阴、孕妇腹部和腰骶部不宜施灸。

4. 注意施灸温度的调节和皮肤情况。

5. 出现晕灸后，要立即停止治疗，取平卧位，并及时报告医生处理。

6. 施灸后如局部出现小水疱，无需处理，可自行吸收；水疱较大，可用无菌注射器抽出泡液，用无菌纱布覆盖，保持干燥，防止感染。

7. 治疗结束，嘱咐患者避风保暖，多饮温开水。

【艾灸治疗仪技术操作流程图】

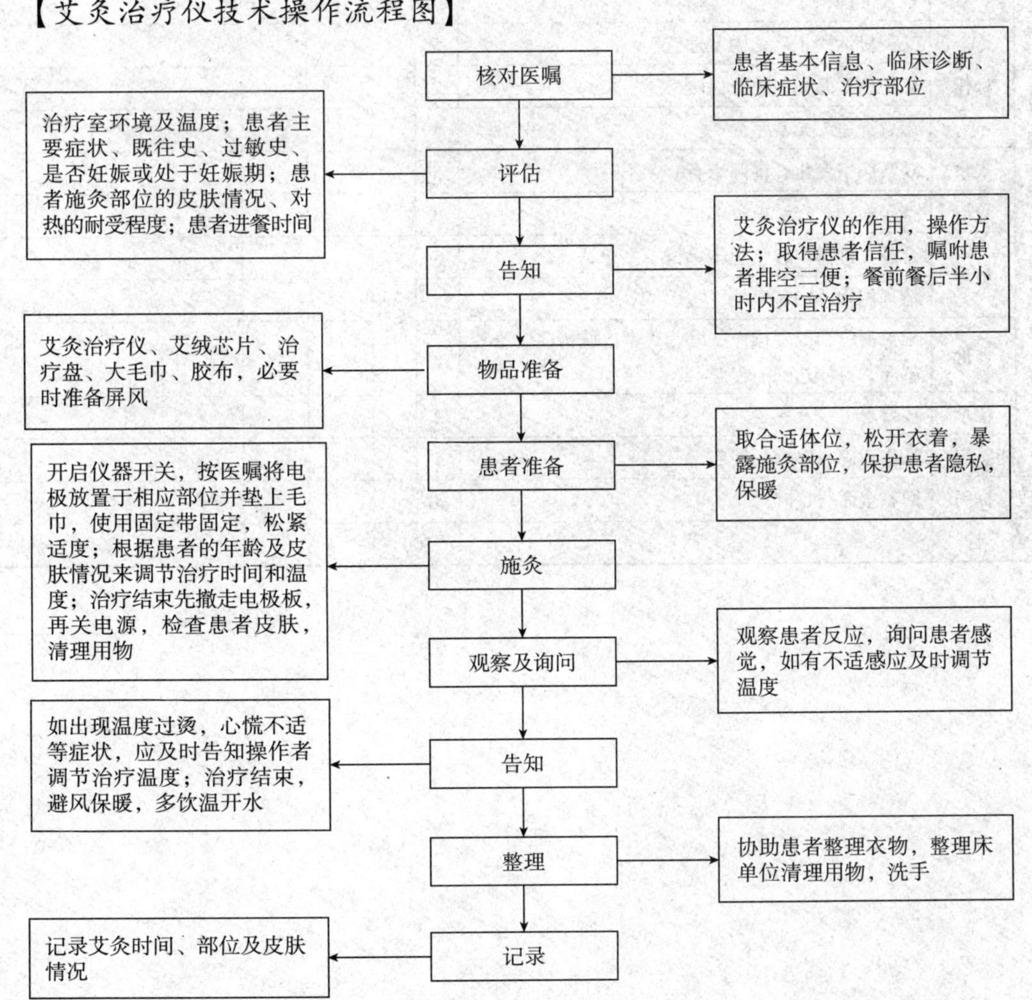

【艾灸治疗仪技术操作评分标准】

科室________ 姓名________ 考核时间________

项目		要求	应得分		扣分	得分	说明
素质要求		仪表大方，举止端庄，态度和蔼	5	10			
		服装、鞋帽整洁	5				
操作前准备	操作者	遵照医嘱要求，对患者评估正确、全面	5	25			
		洗手，戴口罩	2				
	物品	艾灸治疗仪、艾绒芯片、治疗盘、大毛巾、胶布，必要时备屏风	4				
	仪器	检查仪器性能	3				
	患者	操作者核对患者姓名、临床诊断、介绍并解释，患者理解与配合；嘱咐患者排空二便	6				
		取合适体位，松开衣着，暴露施灸部位，注意保暖及保护患者隐私	5				
操作流程	定位	再次核对，确定艾灸部位	5	35			
		取穴准确	10				
	操作	艾灸机运用正确，温度适宜	5				
		保护患者隐私，注意保暖	2				
		患者舒适无异常感受	5				
	观察	观察病情变化，询问患者有无不适	5				
	灸毕	整理衣物，查看施灸部位	3				
操作后	整理	合理安排体位，整理床单位	3	15			
		清理用物，归还原处，洗手	5				
	评价	施灸部位准确、操作熟练、患者皮肤情况、患者感受、目标达到的程度	5				
	记录	按要求记录及签名	2				
技能熟练		操作正确、熟练、轻巧	5	15			
理论提问		回答全面、正确	10				
合计			100				

考官签名：________

第五章　自动艾灸机技术

自动艾灸机技术是将两块艾饼点燃并放入自动艾灸机的艾灸箱中，再将艾灸箱移至施灸的部位或对应的穴位上，收集艾灸产生的艾烟并排出室外，通过自行调整艾灸机的高度来控制艾灸的温度。本技术是利用灸火热力及药物的作用，通过经络传导以温通经脉、调和气血、扶正祛邪而达到防病治病的目的。

【适用范围】

自动艾灸机技术适用于风湿及类风湿关节炎、颈椎病、肩周炎、肘关节炎、偏头痛、坐骨神经痛、腰腿痛、关节痛、胃痛、痛经、寒痹、扭伤急性期和恢复期的患者。

【评估】

1. 治疗室环境及温度。

2. 患者主要症状、既往史、是否妊娠或处于月经期。

3. 患者施灸部位的皮肤情况、体质、心理状况及对热的耐受度。

4. 操作者检查艾灸机的机器性能。

【告知】

1. 艾灸的作用、操作方法。取得患者信任，嘱咐患者排空二便。

2. 艾饼点燃后可出现较淡的中药燃烧气味；治疗中可能出现烧灼、热烫的感觉或出现烫伤、水疱等情况。

3. 可通过自行调节机器高度来控制艾灸的温度。

4. 操作过程中不要晃动身体和艾灸机，防止局部烫伤或碰伤。

5. 治疗后 4 小时内勿冲凉，避风寒，防外感。

【物品准备】

艾灸机、治疗车、艾饼（两块）、打火机、酒精灯、纱布、艾饼点燃托、水盆，必要时准备浴巾、屏风。

【基本操作方法】

1. 核对医嘱，评估患者，做好解释工作，调节室内温度。

2. 备齐用物，携至床旁。

3. 根据施灸的部位或穴位，协助患者取合理舒适的体位，暴露施灸部位，注意保护患者隐私，保暖。

4. 清洁施灸部位或穴位，打开机器，点燃艾饼后放入艾灸箱，根据患者情况来调节机器高度。

5. 操作过程中询问患者有无不适，观察施灸部位的皮肤情况，以出现红晕而不起水疱为度，一般灸 15~20 分钟。不要晃动身体和艾灸机，防止局部烫伤或碰伤。

6. 治疗结束后关闭电源开关，挪开机器，彻底熄灭灸饼。

7. 清洁局部皮肤，协助患者侧身缓慢坐起，嘱饮温水，4~6 小时内勿冲凉。

8. 清理用物，整理床单位，洗手。

9. 记录治疗时间、部位或穴位、局部皮肤及患者情况。注意观察治疗效果。

【注意事项】

1. 实热证或阴虚发热者不宜施灸。

2. 颜面部、大血管处、孕妇腹部和腰骶部，以及治疗部位皮肤感染、溃疡、疤痕者不宜施灸。

3. 治疗时需加强巡视，防止发生意外。

4. 对昏迷、温热感觉迟钝、局部皮肤感觉消失的患者，操作者应随时测试艾灸温度，勿因施灸过量而灼伤皮肤。

5. 如施灸局部出现小水疱，可无需处理，待自行吸收；如水疱较大，局部皮肤消毒后，用无菌注射器吸出泡液，覆盖无菌纱布，保持干燥，防止感染。

【自动艾灸机技术操作流程图】

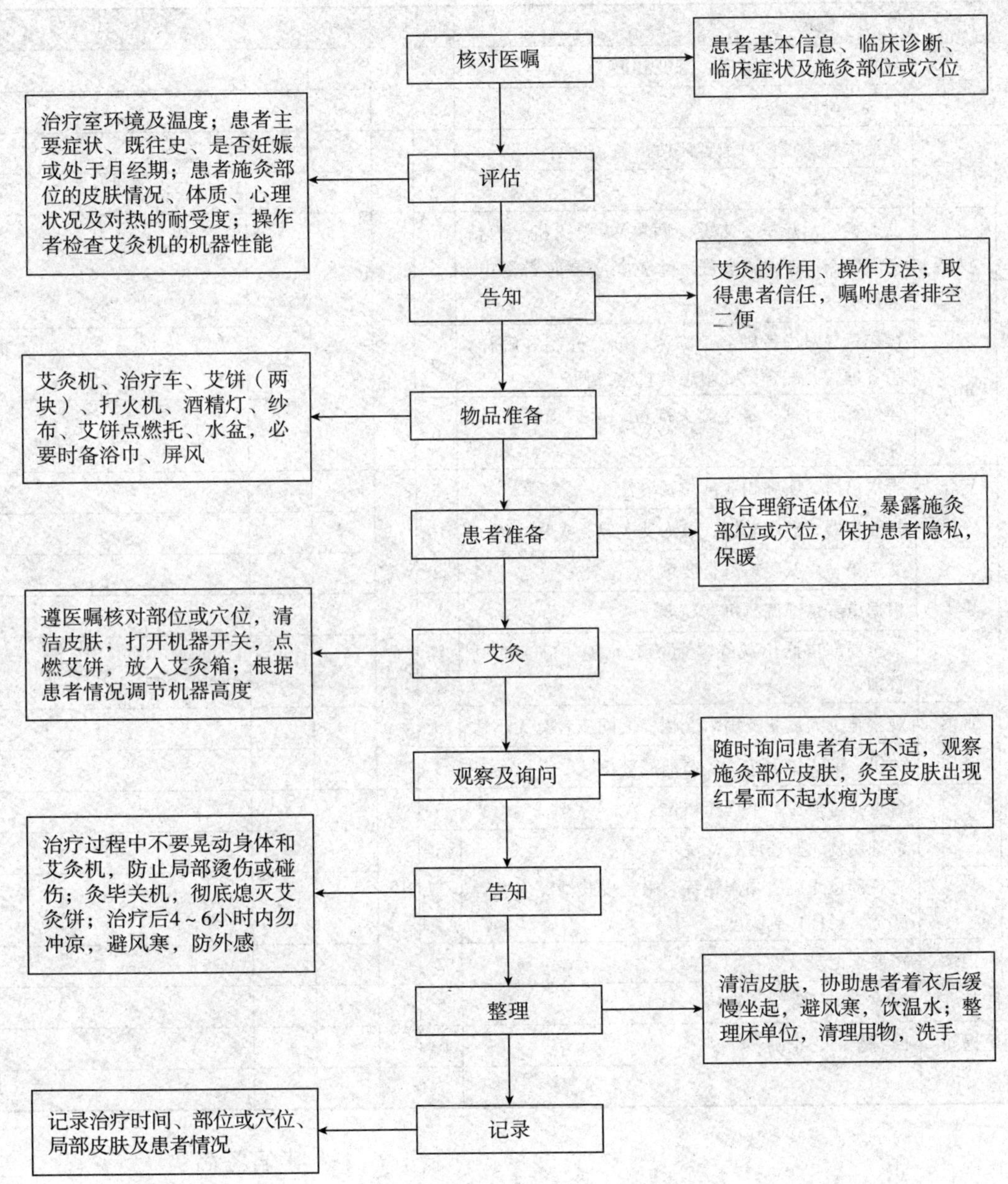

【自动艾灸机技术操作评分标准】

科室＿＿＿＿＿＿＿＿ 姓名＿＿＿＿＿＿＿＿ 考核时间＿＿＿＿＿＿＿＿

<table>
<tr><th colspan="2">项 目</th><th>要 求</th><th colspan="2">应得分</th><th>扣分</th><th>得分</th><th>说明</th></tr>
<tr><td colspan="2" rowspan="2">素质要求</td><td>仪表大方，举止端庄，态度和蔼</td><td>5</td><td rowspan="2">10</td><td></td><td></td><td></td></tr>
<tr><td>服装、鞋帽整齐</td><td>5</td><td></td><td></td><td></td></tr>
<tr><td rowspan="5">操作前准备</td><td rowspan="2">操作者</td><td>遵照医嘱要求，对患者评估正确、全面</td><td>5</td><td rowspan="5">25</td><td></td><td></td><td></td></tr>
<tr><td>洗手，戴口罩</td><td>2</td><td></td><td></td><td></td></tr>
<tr><td>物品</td><td>艾灸机、治疗车、艾饼（两块）、打火机、酒精灯、纱布、艾饼点燃托、水盆，必要时备浴巾、屏风</td><td>6</td><td></td><td></td><td></td></tr>
<tr><td rowspan="2">患者</td><td>操作者核对患者姓名、临床诊断，介绍并解释，患者理解并配合；嘱咐患者排空二便</td><td>6</td><td></td><td></td><td></td></tr>
<tr><td>体位舒适合理，暴露施灸部位，保护患者隐私，保暖</td><td>6</td><td></td><td></td><td></td></tr>
<tr><td rowspan="7">操作流程</td><td>定位</td><td>再次核对、明确腧穴部位及方法</td><td>5</td><td rowspan="7">35</td><td></td><td></td><td></td></tr>
<tr><td rowspan="4">施灸</td><td>打开机器，点燃艾饼，放入艾灸箱，灸法正确</td><td>10</td><td></td><td></td><td></td></tr>
<tr><td>艾灸箱与皮肤距离符合要求</td><td>2</td><td></td><td></td><td></td></tr>
<tr><td>根据患者情况调节机器高度</td><td>5</td><td></td><td></td><td></td></tr>
<tr><td>灸至局部皮肤出现红晕而不起水疱，施灸时间合理</td><td>5</td><td></td><td></td><td></td></tr>
<tr><td>观察</td><td>观察施灸处皮肤及病情变化，询问患者有无不适</td><td>5</td><td></td><td></td><td></td></tr>
<tr><td>灸毕</td><td>关机，彻底熄灭艾饼，清洁局部皮肤</td><td>3</td><td></td><td></td><td></td></tr>
<tr><td rowspan="4">操作后</td><td rowspan="2">整理</td><td>合理安排体位，整理床单位</td><td>3</td><td rowspan="4">15</td><td></td><td></td><td></td></tr>
<tr><td>清理用物，归还原处，洗手</td><td>5</td><td></td><td></td><td></td></tr>
<tr><td>评价</td><td>施灸部位正确、操作熟练、患者皮肤情况、患者感觉、目标达到程度</td><td>5</td><td></td><td></td><td></td></tr>
<tr><td>记录</td><td>按要求记录及签名</td><td>2</td><td></td><td></td><td></td></tr>
<tr><td colspan="2">技能熟练</td><td>操作正确、熟练、轻巧</td><td>5</td><td rowspan="2">15</td><td></td><td></td><td></td></tr>
<tr><td colspan="2">理论提问</td><td>回答全面、正确</td><td>10</td><td></td><td></td><td></td></tr>
<tr><td colspan="2">合 计</td><td></td><td colspan="2">100</td><td></td><td></td><td></td></tr>
</table>

考官签名：＿＿＿＿＿＿

第六章 拔罐技术

拔罐技术是以罐为工具，利用燃烧、抽吸等方法形成罐内负压，使罐吸附于腧穴或相应体表部位，使局部皮肤充血或瘀血，达到温通经络、祛风散寒、消肿止痛、吸毒排脓、防治疾病的一种中医外治技术，包括闪罐法、走罐法、留罐法。

【适应范围】

拔罐技术适应于头痛、腰背痛、颈肩痛、失眠、风寒型感冒所致的咳嗽等；亦适用于疮疡、毒蛇咬伤的急救排毒等。

【评估】

1. 治疗室环境及温度。

2. 患者主要症状、既往史、凝血功能、是否妊娠或处于月经期。

3. 患者拔罐部位的皮肤情况、体质及对疼痛的耐受程度。

4. 患者对拔罐的接受程度。

【告知】

1. 拔罐的作用、操作方法、留罐时间等，一般留罐时间为 10~15 分钟，还应考虑个体差异，儿童酌情递减。取得患者信任，嘱咐患者排空二便。

2. 治疗中如果出现不适感应立即告知操作者。

3. 拔罐后可饮一杯温开水，夏季拔罐部位忌风扇或空调直吹。

4. 拔罐后 4~6 小时内不宜沐浴、游泳。

【物品准备】

治疗盘、罐数个（玻璃罐、陶罐、竹罐、真空罐均可）、润滑剂、止血钳、95%乙醇棉球、打火机、灭火盅、纱块或自备毛巾，必要时备屏风、浴巾。

【基本操作方法】

1. 核对医嘱，评估患者，做好解释工作，调节室内温度。根据拔罐部位选择火罐的大小及数量，检查所有罐口的边缘是否光滑，有无缺损裂痕。

2. 备齐用物，携至床旁。

3. 根据拔罐部位，协助患者取合理舒适体位，充分暴露拔罐部位，注意保护隐私，保暖。

4. 常用拔罐手法有以下三种。

（1）闪罐　以闪火法或抽气法使罐吸附于皮肤后，立即拔起，反复吸拔多次，直至皮肤潮红发热，以皮肤潮红、充血或淤血为度。适用于感冒、皮肤麻木、面部病证、中风后遗症、身体虚弱。

（2）走罐 又称推罐，先在罐口或吸拔部位涂上一层润滑剂，将罐吸附于皮肤上，再以手握住罐底，稍倾斜罐体，前后推拉，或做环形旋转运动，如此反复数次，至皮肤潮红、深红或起痧点为止。适用于急性热病或深部组织气血瘀滞导致的疼痛、外感风寒、神经痛、风湿痹痛及较大范围的疼痛等。

（3）留罐 又称坐罐，即火罐吸附在应拔部位后留置时间为 10~15 分钟。适用于中医临床大部分病证。

5. 观察罐体吸附情况和皮肤颜色，及时询问患者有无不适感，发现异常应及时停止操作并做相应处理。

6. 起罐时，左手轻按罐具，向左倾斜，右手食指或拇指按住罐口右侧皮肤，使罐口与皮肤之间形成空隙，空气进入罐内，顺势将罐取下。不可硬行上提或旋转提拔。

7. 操作完毕，清洁皮肤，协助患者整理衣着，安置舒适体位，整理床单位。

8. 处理用物，火罐用含氯消毒液浸泡消毒，洗手。

9. 记录拔罐时间、拔罐部位、拔罐手法、留罐时间、局部皮肤情况。注意观察治疗效果。

【注意事项】

1. 凝血功能障碍、呼吸衰竭、重度心脏病、严重消瘦、严重水肿患者，以及孕妇的腹部和腰骶部等不宜拔罐。

2. 拔罐时要选择适当体位和肌肉丰满的部位，骨骼凹凸不平和毛发较多的部位均不宜拔罐。

3. 应用于面部、儿童、年老体弱者，火罐的吸附力不宜过大。

4. 根据不同部位选择大小适宜的火罐，必须检查所有罐口边缘是否光滑，罐体有无裂痕。

5. 患者需取舒适体位，操作过程中嘱其保持体位相对固定。

6. 点燃的乙醇棉球切勿较长时间停留于罐口和罐内，避免火罐烧热后烫伤皮肤。操作中防止点燃后的乙醇棉球滴下乙醇烫伤皮肤。操作过程中注意防火。

7. 拔罐和留罐中要注意观察患者的反应，如有不适感应立即起罐；严重者可让患者平卧休息，保暖并饮热水或糖水，还可按揉内关、合谷、太阳、足三里等穴位。

8. 由于罐内空气负压吸引的作用，局部皮肤会出现与罐口相当大小的紫红色瘀斑，此为正常现象，数日后即可自行消除。拔罐过程中如出现小水疱不必处理，待其自行吸收；如水疱较大，局部皮肤消毒后，用无菌注射器吸出泡液，覆盖无菌纱布，保持干燥，防止感染。

9. 闪罐时，操作手法纯熟，动作轻、快、准；至少选择 3 个口径相同的火罐轮换使用，以免罐口过热烫伤皮肤。

10. 走罐时，选用口径较大、罐壁较厚且光滑的玻璃罐；施术部位应面积宽大、肌肉丰厚，如胸背、腰部、腹部、大腿等。

11. 留罐时，对儿童拔罐力量不宜过大，时间不宜过长；在肌肉薄弱处或吸附力较强时，留罐时间不宜过长。

【拔罐技术操作流程图】

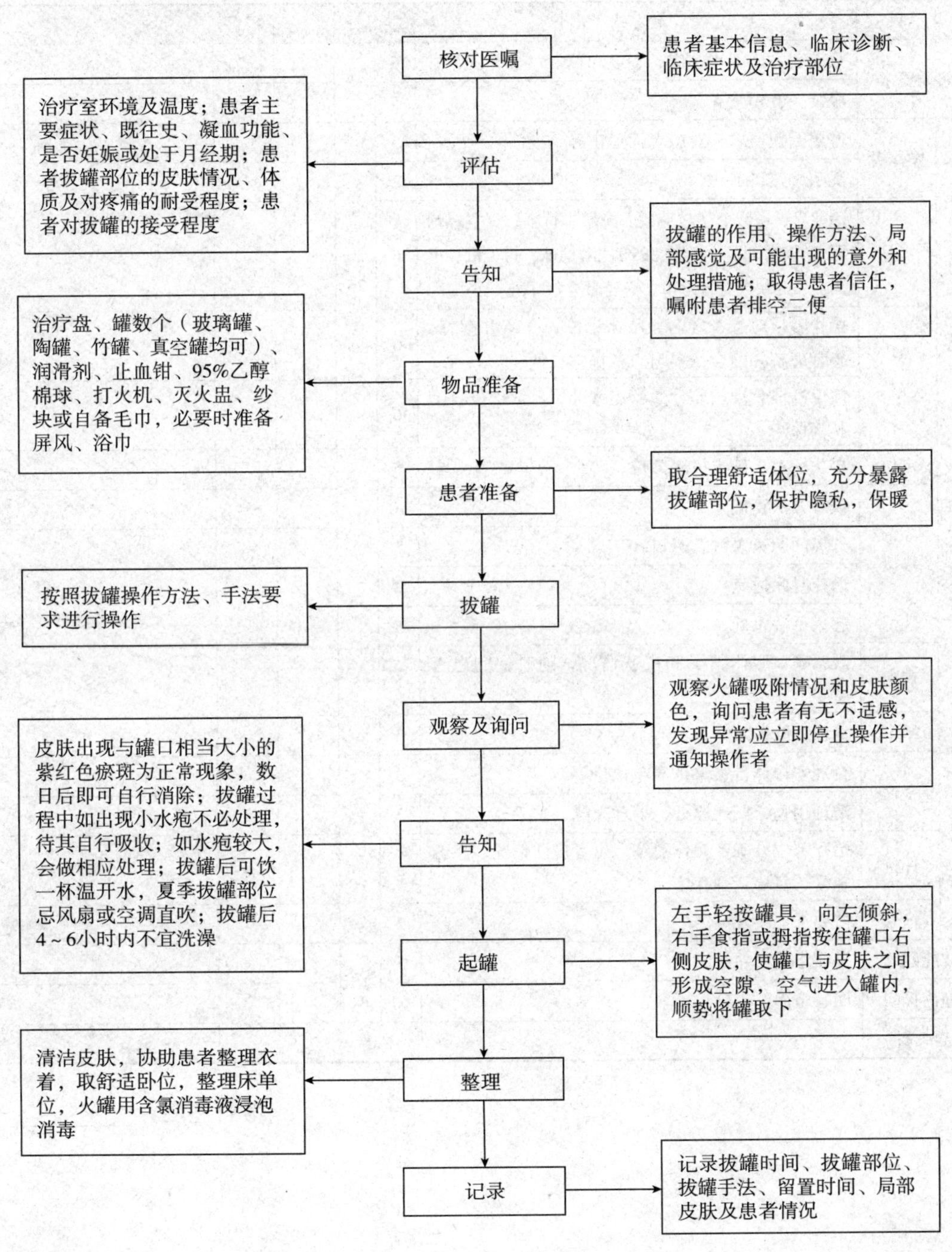

【拔火罐技术考核评分标准】

科室＿＿＿＿＿＿＿＿　姓名＿＿＿＿＿＿＿＿　考核时间＿＿＿＿＿＿＿＿

<table>
<tr><th colspan="2">项　目</th><th>要　求</th><th colspan="2">应得分</th><th>扣分</th><th>得分</th><th>说明</th></tr>
<tr><td colspan="2" rowspan="2">素质要求</td><td>仪表大方，举止端庄，态度和蔼</td><td>5</td><td rowspan="2">10</td><td></td><td></td><td></td></tr>
<tr><td>服装、鞋帽整齐</td><td>5</td><td></td><td></td><td></td></tr>
<tr><td rowspan="5">操作前准备</td><td rowspan="2">操作者</td><td>遵照医嘱要求，对患者评估正确、全面</td><td>5</td><td rowspan="5">25</td><td></td><td></td><td></td></tr>
<tr><td>洗手，戴口罩</td><td>2</td><td></td><td></td><td></td></tr>
<tr><td>物品</td><td>治疗盘、罐数个（玻璃罐、陶罐、竹罐、真空罐均可）、润滑剂、止血钳、95%乙醇棉球、打火机、灭火盅、纱块或自备毛巾，必要时准备屏风、浴巾</td><td>6</td><td></td><td></td><td></td></tr>
<tr><td rowspan="2">患者</td><td>操作者核对患者姓名、临床诊断，介绍并解释，患者理解并配合；嘱咐患者排空二便</td><td>6</td><td></td><td></td><td></td></tr>
<tr><td>体位舒适合理，充分暴露拔罐部位，保护患者隐私，保暖</td><td>6</td><td></td><td></td><td></td></tr>
<tr><td rowspan="7">操作流程</td><td>定位</td><td>再次核对、确定拔罐部位</td><td>5</td><td rowspan="7">35</td><td></td><td></td><td></td></tr>
<tr><td rowspan="4">拔罐</td><td>拔罐方法正确</td><td>10</td><td></td><td></td><td></td></tr>
<tr><td>点燃的明火未触及罐口</td><td>5</td><td></td><td></td><td></td></tr>
<tr><td>治疗时间适宜</td><td>2</td><td></td><td></td><td></td></tr>
<tr><td>起罐手法正确</td><td>5</td><td></td><td></td><td></td></tr>
<tr><td>观察</td><td>观察罐口吸附情况和皮肤情况，随时询问患者感受</td><td>5</td><td></td><td></td><td></td></tr>
<tr><td>结束</td><td>清洁皮肤</td><td>3</td><td></td><td></td><td></td></tr>
<tr><td rowspan="4">操作后</td><td rowspan="2">整理</td><td>合理安排体位，整理床单位</td><td>3</td><td rowspan="4">15</td><td></td><td></td><td></td></tr>
<tr><td>清理用物，归还原处，处理火罐，洗手</td><td>5</td><td></td><td></td><td></td></tr>
<tr><td>评价</td><td>治疗部位准确、操作熟练、患者皮肤情况、患者感受、目标达到程度</td><td>5</td><td></td><td></td><td></td></tr>
<tr><td>记录</td><td>按要求记录及签名</td><td>2</td><td></td><td></td><td></td></tr>
<tr><td colspan="2">技能熟练</td><td>操作正确、熟练、轻巧</td><td>5</td><td rowspan="2">15</td><td></td><td></td><td></td></tr>
<tr><td colspan="2">理论提问</td><td>回答全面、正确</td><td>10</td><td></td><td></td><td></td></tr>
<tr><td colspan="2">合　计</td><td></td><td colspan="2">100</td><td></td><td></td><td></td></tr>
</table>

考官签名：＿＿＿＿＿＿

第七章　穴位按摩技术

穴位按摩技术是以按法、点法、推法、叩击法等手法作用于经络腧穴，达到减轻疼痛、调节胃肠功能、温经通络的一种中医外治技术。

【适用范围】

六位按摩技术适用于各种急慢性疾病所致的疼痛，如头痛、肩颈痛、腰腿痛、痛经等；亦适用于失眠、便秘等。

【评估】

1. 治疗室环境及温度。
2. 患者主要症状、既往史、是否妊娠或处于月经期。
3. 患者按摩部位的皮肤情况、对疼痛的耐受程度。

【告知】

1. 穴位按摩的作用、操作方法。取得患者信任，嘱咐患者排空二便。
2. 按摩时及按摩后局部可能出现酸痛的感觉，如有不适及时告知操作者。
3. 按摩前后局部注意保暖，可喝温开水。

【物品准备】

治疗巾，必要时备纱块、介质、屏风。

【基本操作方法】

1. 核对医嘱，评估患者，做好解释工作，调节室内温度。按摩时间一般宜在饭后1~2小时后进行。
2. 备齐用物，携至床旁。
3. 确定腧穴部位，协助患者取合理、舒适体位，充分暴露按摩部位。注意保护患者隐私，保暖。
4. 选用适宜的按摩手法及强度，每个穴位施术1~2分钟，以局部穴位透热为度。
5. 常见疾病按摩部位和穴位如下。

（1）头面部　取上印堂、太阳、头维、攒竹、上睛明、鱼腰、丝竹空、四白等穴位。

（2）颈项部　取风池、风府、肩井、天柱、大椎等穴位。

（3）胸腹部　取天突、膻中、中脘、下脘、气海、关元、天枢等穴位。

（4）腰背部　取肺俞、肾俞、心俞、膈俞、华佗夹脊、大肠俞、命门、腰阳关等穴位。

（5）肩部及上肢部　取肩髃、肩贞、手三里、天宗、曲池、极泉、小海、内关、合谷等穴位。

（6）臀及下肢部　取环跳、居髎、风市、委中、昆仑、足三里、阳陵泉、梁丘、血海、膝眼等穴位。

6. 常用的按摩手法有以下三种。

（1）点法　用指端或屈曲的指间关节部着力于施术部位，持续地进行点压，称为点法。此法包括拇指端点法、屈拇指点法和屈食指点法等，临床常用拇指端点法。

1）拇指端点法：手握空拳，拇指伸直并紧靠于食指中节，以拇指端着力于施术部位或穴位上。前臂与拇指主动发力，进行持续点压；亦可采用拇指按法的手法形态，用拇指端进行持续点压。

2）屈拇指点法：屈拇指，以拇指指间关节桡侧着力于施术部位或穴位，拇指端抵于食指中节桡侧缘以助力。前臂与拇指主动施力，进行持续点压。

3）屈食指点法：屈食指，其他手指相握，以食指第一指间关节突起部着力于施术部位或穴位上，拇指末节尺侧缘紧压食指指甲部以助力。前臂与食指主动施力，进行持续点压。

（2）揉法　以一定力按压在施术部位，带动皮下组织做环形运动。

1）拇指揉法：以拇指罗纹面着力按压于施术部位，带动皮下组织做环形运动。以拇指罗纹面置于施术部位上，其他四指置于其相对合适的位置以助力，腕关节微屈或伸直，拇指主动做环形运动，带动皮肤和皮下组织，操作频率为120~160次/分。

2）中指揉法：以中指罗纹面着力按压于施术部位，带动皮下组织做环形运动。中指指间关节伸直，掌指关节微屈，以中指罗纹面着力于施术部位上，前臂做主动运动，通过腕关节使中指罗纹面在施术部位上做轻柔灵活、小幅度的环形运动，带动皮肤和皮下组织，操作频率为120~160次/分。为加强揉动的力量，可用食指罗纹面配合中指远侧指间关节的背侧进行操作，也可用无名指罗纹面配合中指远侧指尖关节的背侧进行操作。

3）掌根揉法：以手掌的掌根部位着力按压于施术部位，带动皮下组织做环形运动。肘关节微屈，腕关节放松并略背伸，手指自然弯曲，以掌根部附着于施术部位上，前臂做主动运动，带动腕掌做小幅度、环形运动，使掌根部在施术部位上环形运动，带动皮肤和皮下组织，操作频率为120~160次/分。

在临床治疗的实际运用中，上述这些基本操作方法可以单独或复合使用，也可以选用属于穴位按摩技术的其他手法，如按法、点法、弹拨法、叩击法、拿法、掐法等，手法的选择应视具体情况而定。

（3）叩击法　用手的特定部位或用特制的器械，在治疗部位反复拍打、叩击的一类手法，称为叩击类手法。各种叩击法操作时，用力应果断、快速，击打后将术手立即抬起，叩击的时间要短暂。击打时，手腕既要保持一定的姿势，又要放松，以一种有控制的弹性力进行叩击，使手法有一定的力度，患者也可感觉缓和舒适。切忌暴力击打，避免造成不必要的损伤。

7. 操作过程中操作者应随时询问患者的感受和对手法治疗的反应，如患者出现不适感时，应及时调整手法或停止操作，以防发生意外。

8. 操作结束后协助患者着衣，安置舒适卧位，整理床单位。

9. 清理用物，洗手。记录治疗时间、部位、手法及患者的反应。注意观察治疗的效果。

【注意事项】

1. 操作者操作前需修剪指甲，以免损伤患者皮肤。
2. 操作时用力要适度。
3. 操作过程中注意，保护患者隐私，保暖。
4. 严重心血管疾病患者、心脏搭桥患者禁用叩击法。
5. 肿瘤、感染者慎用穴位按摩技术；女性经期、妊娠期腰腹部禁用穴位按摩技术。

【穴位按摩技术操作流程图】

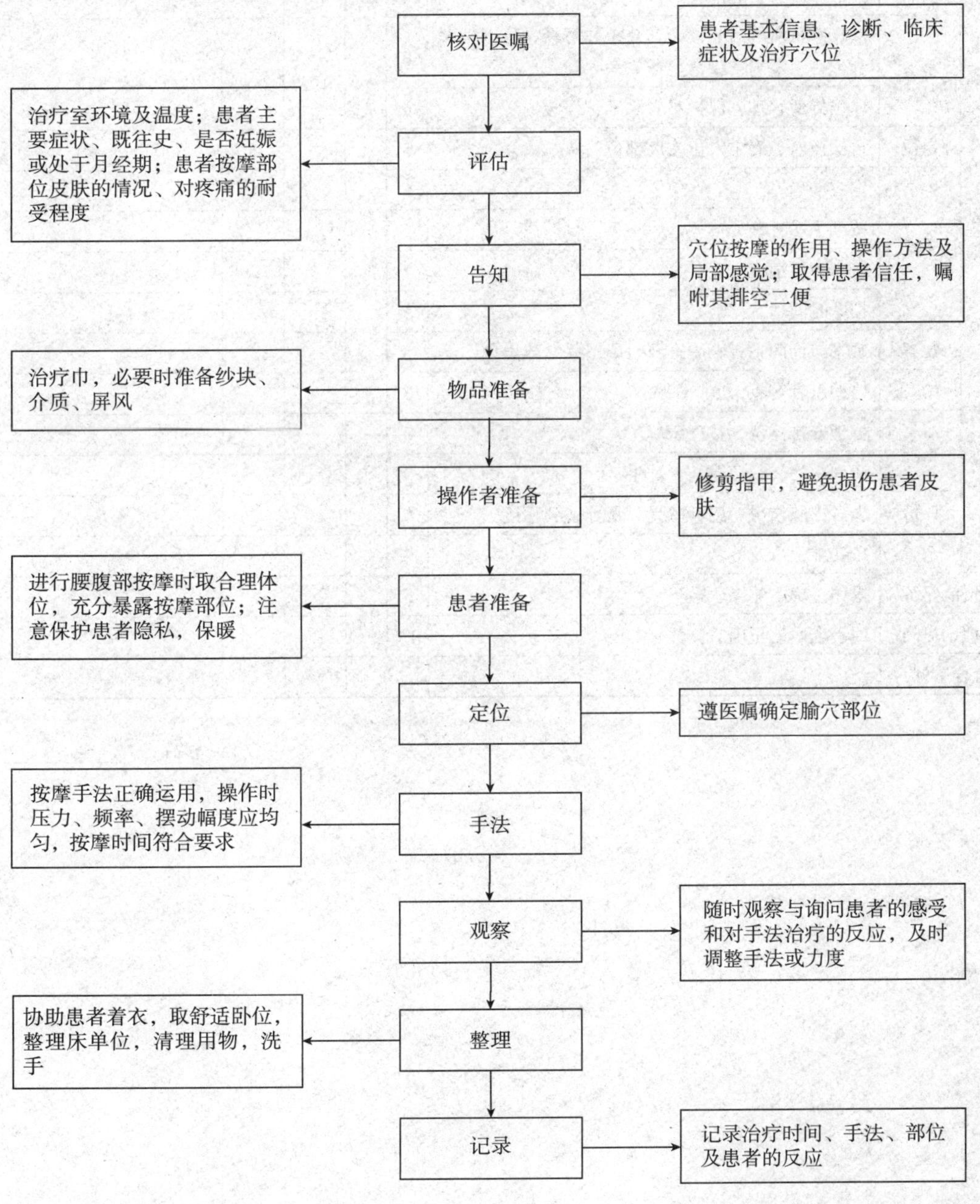

【穴位按摩技术操作评分标准】

科室＿＿＿＿＿＿ 姓名＿＿＿＿＿＿ 考核时间＿＿＿＿＿＿

项目		要求	应得分		扣分	得分	说明
素质要求		仪表大方，举止端庄，态度和蔼	5	10			
		服装、鞋帽整洁	5				
操作前准备	操作者	对患者评估正确、全面	5	25			
		洗手，戴口罩	2				
	物品	治疗巾，必要时准备纱块、介质、屏风	6				
	患者	操作者核对姓名、诊断，介绍并解释，患者理解并配合，嘱咐其排空二便	6				
		体位舒适合理，保护患者隐私，保暖	6				
操作流程	定位	再次核对、确定穴位按摩部位	5	35			
	手法	定穴准确	5				
		按摩手法正确	5				
		按摩力度适宜	7				
		按摩时间适宜	5				
	观察	观察与询问患者感受，及时调整手法或力度	5				
	结束	协助患者着衣	3				
操作后	整理	合理安排体位，整理床单位	3	15			
		清理用物，归还原处，洗手	5				
	评价	患者皮肤情况、患者感受、目标达到程度	5				
	记录	按要求记录及签名	2				
技能熟练		操作正确、熟练、轻巧	5	15			
理论提问		回答全面、正确	10				
合计			100				

考官签名：＿＿＿＿＿＿

第八章 刮痧技术

刮痧技术是操作者在中医经络、腧穴的理论指导下，应用边缘钝滑的器具，如牛角、砭石类刮板或匙，蘸上刮痧油、水或润滑剂等介质，在体表一定部位重复地刮动，使局部皮肤出现瘀斑，达到疏通腠理，疏通经络，通调营卫，和谐脏腑，防治疾病等目的的一种中医外治技术。

【适用范围】

刮痧技术适用于外感疾病所致的不适，如高热头痛、恶心呕吐、腹痛腹泻，以及各类骨关节病引起的疼痛，如腰腿痛、肩关节疼痛等。

【评估】

1. 治疗室环境及温度。

2. 患者主要症状、既往史、是否有出血性疾病、是否妊娠或处于月经期。

3. 患者刮痧部位的皮肤情况、体质及对疼痛的耐受程度。

【告知】

1. 刮痧的作用、操作方法及局部感觉。取得患者信任，嘱咐患者排空二便。

2. 刮痧部位皮肤会出现轻微疼痛、灼热感，刮痧过程中如有其他不适感应及时告知操作者。

3. 刮痧部位出现红紫色痧点或瘀斑为正常现象，数日后即可消除。

4. 刮痧结束后最好饮用一杯温水，不宜立即食用生冷食物，出痧后 30 分钟内不宜洗冷水澡。

5. 冬季避免风寒侵袭，夏季避免风扇、空调直吹刮痧部位。

【用物准备】

治疗盘、刮痧板（牛角、砭石类等刮板或匙）、介质（刮痧油、水、润滑剂等）、纱块、毛巾、纸巾，必要时准备浴巾、屏风等。

【基本操作方法】

1. 核对医嘱，评估患者，做好解释工作，调节室内温度，遵照医嘱确定刮痧部位。

2. 检查刮具边缘有无缺损。备齐用物，携至床旁。

3. 根据刮痧部位，协助患者取合理舒适体位，暴露刮痧部位，注意保护患者隐私，保暖。

4. 纱布清洁局部皮肤，用刮痧板蘸取适量介质涂抹于刮痧部位。

5. 单手握板，将刮痧板置于掌心，用拇指、食指、中指夹住刮痧板，无名指紧贴刮痧板边角，固定刮痧板。刮痧时利用指力和腕力调整刮痧板角度，使刮痧板与皮肤之间夹角约为45°，以肘关节为轴心，前臂做有规律地移动。

6. 刮痧顺序一般为先头面后手足，先腰背后胸腹，先上肢后下肢，先内侧后外侧，逐步按顺序刮痧。

7. 刮痧时用力要均匀，由轻及重，以患者能耐受为度，刮拭方向一致，不可来回刮。一般刮至皮肤出现红紫色为度，或出现粟粒状、丘疹样斑点，或出现条索状斑块等形态变化，并伴有局部热感或轻微疼痛。对于一些不易出痧或出痧较小的患者，不可强求出痧。

8. 观察患者病情及局部皮肤颜色变化，询问患者有无不适感，及时调节手法、力度。

9. 每个部位一般刮20~30次，局部刮痧时间一般为5~10分钟。

10. 刮痧完毕，清洁局部皮肤，协助患者着衣，安置舒适体位，整理床单位。

11. 处理用物，洗手。记录刮痧部位、手法、时间、出痧效果、局部皮肤及患者情况。注意观察治疗的效果。

12. 常用刮痧有以下几种手法。

（1）轻刮法　刮痧板接触皮肤并下压，刮拭的力量小，被刮者无疼痛及其他不适感。轻刮后皮肤仅出现微红，无瘀斑。此法适用于年老体弱者、疼痛敏感者及虚证患者。

（2）重刮法　刮痧板接触皮肤并下压，刮拭的力量较大，以患者能承受的力量为度。此法适用于腰背部脊柱两侧、下肢软组织丰富处，适应于体质较强者或实证、热证、痛证患者。

（3）快刮法　刮拭的频率在每分钟30次以上。此法适用于体质强壮者，主要用于刮拭背部、四肢，以及辨证属于急性、外感病证的患者。

（4）慢刮法　刮拭的频率在每分钟30次以内为宜。此法适用于刮拭头面部、胸部、下肢内侧等部位，以及辨证属于体虚的慢性病患者。

（5）直线刮法　又称直板刮法。用刮痧板在人体体表进行有一定长度的直线刮拭。本法宜用于身体比较平坦的部位，如背部、胸腹部、四肢部位。

（6）弧线刮法　刮拭方向呈弧线形，刮拭后体表出现弧线形的痧痕，操作时刮痧方向多循肌肉走行或根据骨骼的结构特点而定。此法宜用于胸背部肋间隙、肩关节和膝关节周围等部位。

（7）摩擦法　将刮痧板与皮肤紧贴，或隔衣进行有规律地旋转移动，或直线式往返移动，使皮肤产生热感。此法适宜用于麻木或绵绵隐痛的部位，如肩胛内侧、腰部和腹部；也可用于刮痧前，使患者放松。

（8）梳刮法　使用刮痧板或刮痧梳从前额发际处，即双侧太阳穴处向后发际处做有规律地单向刮拭，如梳头状。本法适用于头痛、头晕、疲劳、失眠、精神紧张等。

（9）点压法（点穴法）　用刮痧板的边角点压穴位，力量逐渐加重，以患者能承受为度，保持数秒后快速抬起，重复操作5~10次。此法适用于肌肉丰满处的穴位，或刮痧力量不能深达，或不宜直接刮拭的骨关节凹陷部位，如环跳、委中、犊鼻、水沟和背部脊柱棘突之间等。

（10）按揉法　刮痧板在穴位处做点压按揉，点压后做往返或顺逆旋转。操作时刮痧板应紧贴皮肤不滑动，按揉频率为 50～100 次/分。此法适用于太阳、曲池、足三里、内关、太冲、涌泉、三阴交等穴位。

（11）角刮法　使用角形刮痧板或让刮痧板的棱角接触皮肤，与体表成 45°角，自上而下或由里向外刮拭。此法适用于四肢关节、脊柱两侧、骨骼之间和肩关节周围，如风池、内关、合谷、中府等穴位。

（12）边刮法　用刮痧板的长条棱边进行刮拭。此法适宜用于面积较大部位，如腹部、背部和下肢等。

【注意事项】

1. 严重心血管疾病、肝肾功能不全、出血性疾病、感染性疾病、极度虚弱、皮肤疖痈包块、皮肤过敏者不宜进行刮痧术。

2. 空腹及饱食后不宜进行刮痧术。

3. 急性扭挫伤，或皮肤出现肿胀、破溃者不宜进行刮痧术。

4. 刮痧不配合者，如醉酒、精神分裂症、抽搐者不宜进行刮痧术。

5. 孕妇的腹部和腰骶部不宜进行刮痧术。

6. 刮痧过程中若出现头晕、目眩、心慌、冷汗、面色苍白、恶心欲吐，甚至晕刮等现象，应立即停止刮痧，取平卧位，操作者通知医生并配合处理。

【刮痧技术操作流程图】

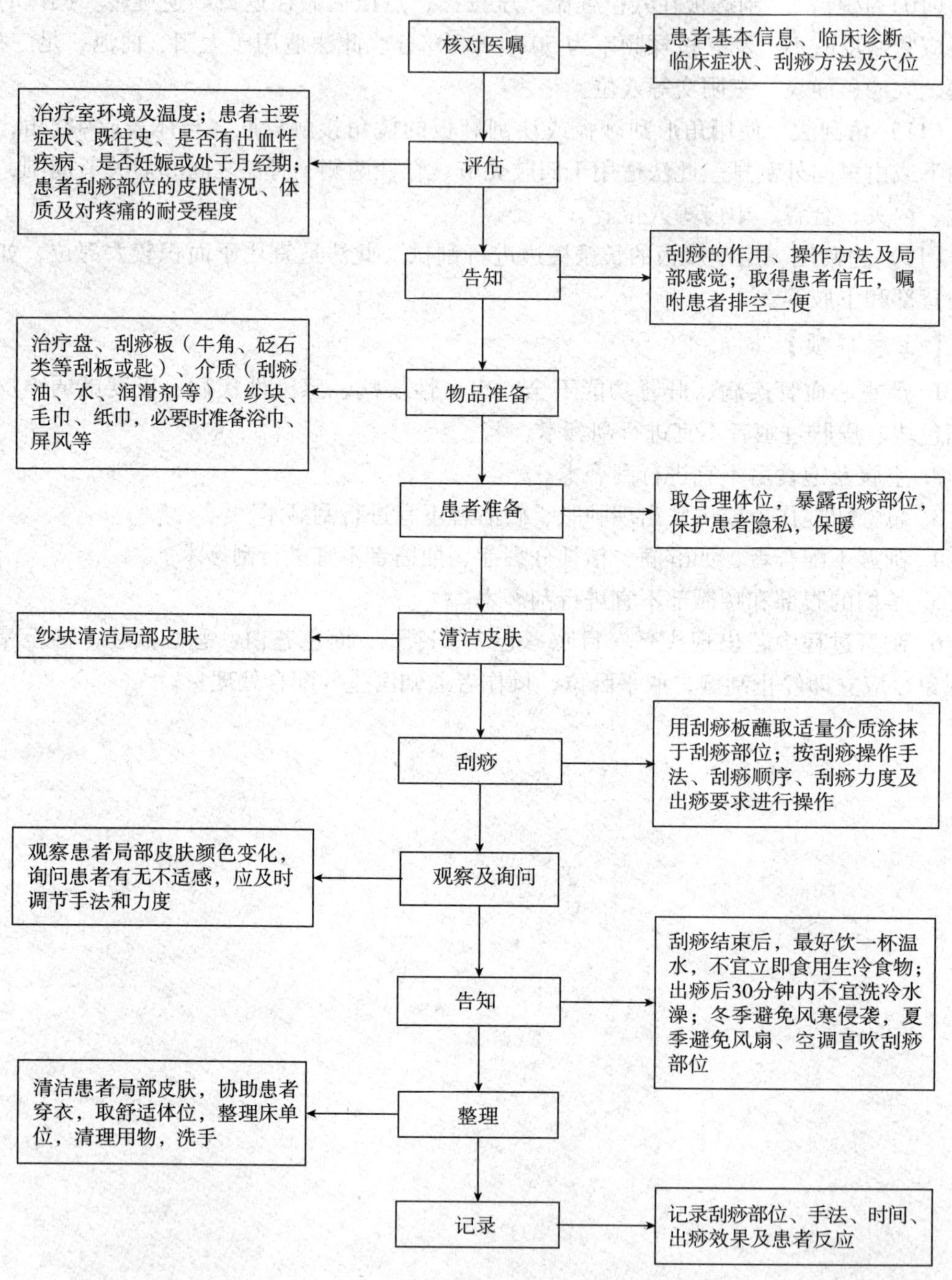
核对医嘱
患者基本信息、临床诊断、临床症状、刮痧方法及穴位
评估
治疗室环境及温度；患者主要症状、既往史、是否有出血性疾病、是否妊娠或处于月经期；患者刮痧部位的皮肤情况、体质及对疼痛的耐受程度
告知
刮痧的作用、操作方法及局部感觉；取得患者信任，嘱咐患者排空二便
物品准备
治疗盘、刮痧板（牛角、砭石类等刮板或匙）、介质（刮痧油、水、润滑剂等）、纱块、毛巾、纸巾，必要时准备浴巾、屏风等
患者准备
取合理体位，暴露刮痧部位，保护患者隐私，保暖
清洁皮肤
纱块清洁局部皮肤
刮痧
用刮痧板蘸取适量介质涂抹于刮痧部位；按刮痧操作手法、刮痧顺序、刮痧力度及出痧要求进行操作
观察及询问
观察患者局部皮肤颜色变化，询问患者有无不适感，应及时调节手法和力度
告知
刮痧结束后，最好饮一杯温水，不宜立即食用生冷食物；出痧后30分钟内不宜洗冷水澡；冬季避免风寒侵袭，夏季避免风扇、空调直吹刮痧部位
整理
清洁患者局部皮肤，协助患者穿衣，取舒适体位，整理床单位，清理用物，洗手
记录
记录刮痧部位、手法、时间、出痧效果及患者反应

【刮痧技术操作评分标准】

科室＿＿＿＿＿＿＿ 姓名＿＿＿＿＿＿＿ 考核时间＿＿＿＿＿＿＿

项目		要求	应得分		扣分	得分	说明
素质要求		仪表大方，举止端庄，态度和蔼	5	10			
		服装、鞋帽整洁	5				
操作前准备	操作者	对患者评估正确、全面	5	25			
		洗手，戴口罩	2				
	物品	治疗盘、刮痧板（牛角类、砭石类等刮板或匙）、介质（刮痧油、清水、润肤乳等）、纱块、纸巾，必要时准备浴巾、屏风等	6				
	患者	操作者核对患者姓名、临床诊断，介绍并解释；患者理解并配合，嘱咐患者排空二便	6				
		体位舒适合理，暴露刮痧部位，保护患者隐私，保暖	6				
操作流程	定位	再次核对、确定刮痧部位	5	35			
	手法	检查刮具，清洁皮肤，刮痧手法正确	10				
		刮痧方向符合要求	5				
		刮至局部皮肤出现发红或红紫色痧点为度，治疗时间合理	5				
	观察	观察局部皮肤及病情变化，询问患者有无不适感，及时调整手法、力度	5				
	刮毕	清洁局部皮肤，保暖	5				
操作后	整理	合理安排体位，整理床单位	3	15			
		清理用物，归还原处，洗手	5				
	评价	刮痧部位准确、刮出痧点、患者皮肤情况、患者感受、目标达到程度	5				
	记录	按要求记录及签名	2				
技能熟练		操作正确、熟练、轻巧	5	15			
理论提问		回答全面、正确	10				
合计			100				

考官签名：＿＿＿＿＿＿

第九章 中药湿敷技术

中药湿敷技术是将中药煎汤或其他溶媒浸泡，根据治疗需要选择相应的温度，将中药浸泡的敷料敷于患处，通过疏通气机、调节气血、平衡阴阳，达到疏通腠理、清热解毒、消肿止痛为目的的一种操作方法。

【适用范围】

中药湿敷技术适用于软组织损伤、骨折愈合后肢体功能障碍、腰关节痛、腿关节痛、膝关节痛、类风湿关节炎、强直性脊柱炎等。

【评估】

1. 治疗室环境及温度。
2. 患者主要症状、既往史、过敏史、是否妊娠或处于月经期。
3. 患者治疗部位的皮肤情况、体质及心理状况。

【告知】

1. 中药湿敷的作用、操作方法。取得患者信任，嘱咐患者排空二便。
2. 湿敷时间为20~30分钟。
3. 如皮肤出现瘙痒等不适感，应及时告知操作者。
4. 中药湿敷可致皮肤着色，数日后可自行消退。

【物品准备】

治疗盘、药液、敷料、镊子（两把）、纱布、毛巾，必要时准备中单、屏风等。

【基本操作方法】

1. 核对医嘱，评估患者，做好解释工作，调节室内温度。
2. 备齐用物，携至床旁。根据湿敷的部位，协助患者取合理舒适体位，注意保护患者隐私，保暖。
3. 将敷料浸于药液中，拧至不再滴液体即可，敷于患处。及时更换敷料或频频淋药液于敷料上，以保持湿度。
4. 观察患者的皮肤情况，若其感到不适，应立即停止操作，协助患者卧床休息。
5. 操作完毕，清洁局部皮肤，用毛巾擦干皮肤，协助患者穿衣，安置舒适体位，整理床单位。
6. 处理用药，洗手。记录中药湿敷部位、湿敷时间、治疗效果、患者皮肤情况。注意观察治疗的效果。

【注意事项】

1. 皮肤有伤口，或皮肤传染病急性期等禁用中药湿敷技术。

2. 中药湿敷液应现用现配。

3. 治疗过程中观察局部皮肤的情况，如出现苍白、红斑、痒痛或破溃等，应立即停止治疗，并报告医生。

【中药湿敷技术操作流程图】

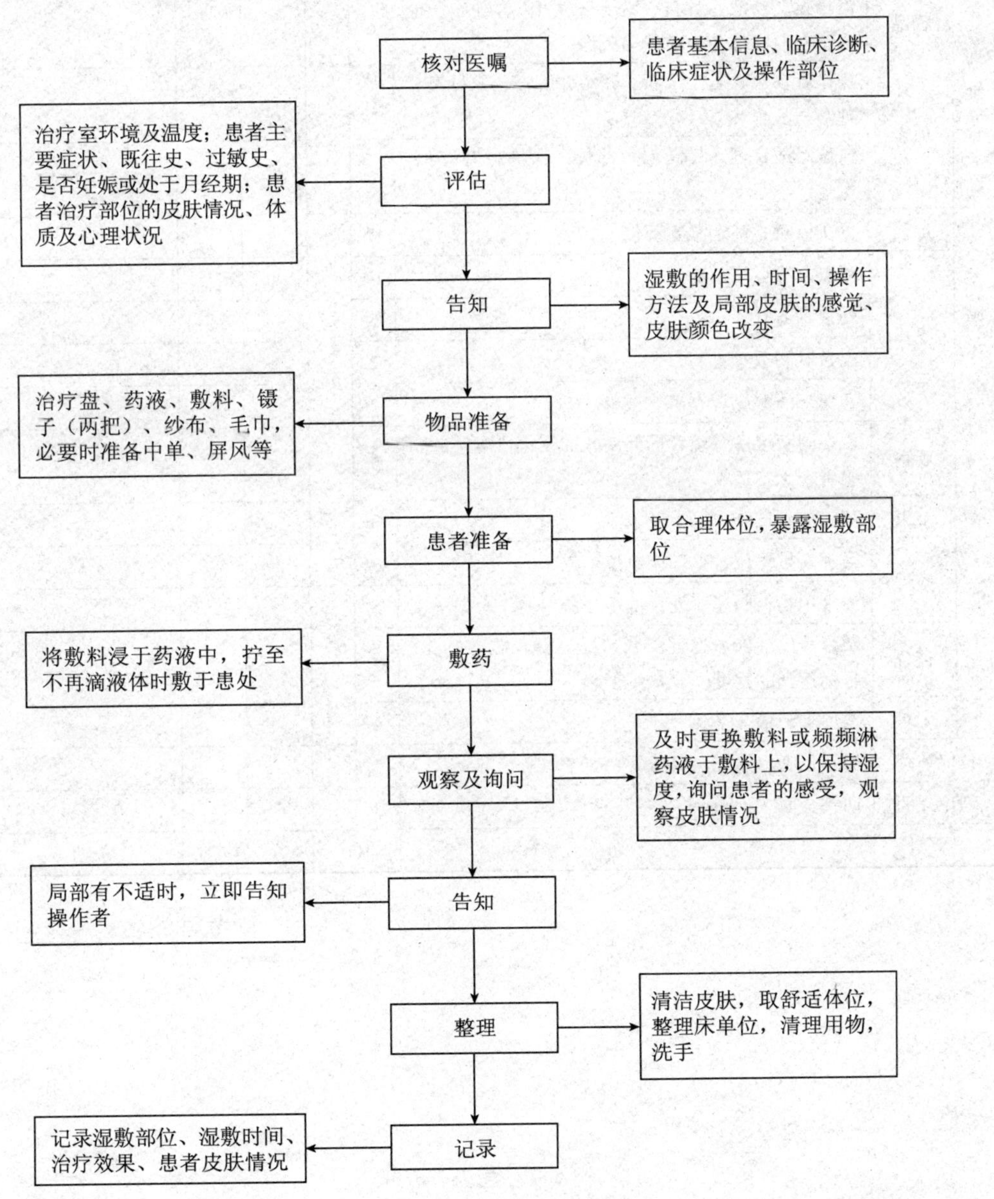

【中药湿敷技术操作评分标准】

科室：＿＿＿＿＿＿ 姓名：＿＿＿＿＿＿ 考核时间：＿＿＿＿＿＿

项目		要求	应得分		扣分	得分	说明
素质要求		仪表大方，举止端庄，态度和蔼	5	10			
		服装、鞋帽整洁	5				
操作前准备	操作者	遵照医嘱要求，对患者评估正确、全面	5	25			
		洗手，戴口罩	2				
	物品	治疗盘、药液、敷料、镊子（两把）、纱布、毛巾，必要时准备中单、屏风等	6				
	患者	操作者核对姓名、诊断、介绍并解释，取得患者理解与配合	6				
		体位舒适合理，暴露湿敷部位，保护患者隐私，保暖	6				
操作流程	定位	再次核对、确定湿敷部位	5	35			
	操作	湿敷方法运用正确	10				
		药液量适宜	5				
		湿敷时间适宜	2				
		药液未沾湿患者衣裤、被单	5				
	观察	观察药液湿度及患者局部皮肤的变化情况，询问患者有无不适	5				
	结束	清洁局部皮肤、擦干	3				
操作后	整理	合理安排体位，整理床单位	3	15			
		清理用物，归还原处，洗手	5				
	评价	湿敷部位准确、患者皮肤情况、患者湿敷感受、目标达到的程度	5				
	记录	按要求记录并签名	2				
技能熟练		操作正确、熟练、轻巧	5	15			
理论提问		回答全面、正确	10				
合计			100				

考官签名：＿＿＿＿＿＿

第十章 中药涂药技术

中药涂药技术是根据中医辨证论治的原则，依据不同疾病治疗的需要，选配一定的中药制成水剂、酊剂、油剂、膏剂等，用手、棉签、毛笔或擦药棒等将药液直接涂于患处或穴位，达到除湿排毒、解毒消肿、止痒镇痛等目的的一种中医外治技术。

【适用范围】

中药涂药技术适用于内科、外科、妇科、儿科、骨伤科、五官科、皮肤科等疾病，如癌痛、虫咬伤、关节肿痛等。

【评估】

1. 治疗室环境节温度。

2. 患者主要症状、既往史、过敏史、是否妊娠或处于月经期。

3. 患者涂药部位的皮肤情况、体质、心理状况及对疼痛的耐受程度。

【告知】

1. 中药涂药的作用、操作方法。取得患者信任，嘱咐患者排空二便。

2. 涂药后如出现痛、痒、胀等不适，应及时告知操作者，切忌擅自触碰或抓挠涂药处皮肤。

3. 敷料脱落或包扎松紧不合适，应及时告知操作者。

4. 可能出现药物颜色、油渍等污染衣物的情况。

【物品准备】

治疗盘、中药制剂、治疗碗、弯盘、涂药板（棉签）、镊子、盐水棉球、无菌纱布、胶布或绷带、治疗巾等，必要时准备一次性中单、屏风、大毛巾。

【基本操作方法】

1. 核对医嘱，评估患者，做好解释工作，调节室内温度。

2. 备齐用物，携至床旁。根据中药涂药的部位，取合理体位，暴露患处，患处酌情铺治疗巾或一次性中单，注意保护患者隐私，保暖。

3. 棉球蘸取生理盐水清洁皮肤。

4. 将药物用棉签均匀地涂于患处，治疗面积较大时，可用镊子夹棉球蘸取药液涂抹，蘸药干湿度需适宜。涂药厚薄度需均匀，高于患处 1～2cm 为宜。必要时以无菌纱布覆盖，胶布或绷带固定。

5. 注意消毒隔离，避免交叉感染。

6. 涂药后如出现药糊干燥，应及时去除，再涂新药糊。

7. 协助患者穿好衣裤，安排舒适体位，整理床单位。

8. 处理用物，洗手。观察疗效，做好记录。

【注意事项】

1. 涂药次数应根据病情、药物而定。水剂、酊剂用后须将盖子拧紧，防止挥发；混悬液须摇匀后再涂药；霜剂则应反复擦抹，使之渗入肌肤。

2. 涂药厚度不宜过多，次数过厚，以防毛孔闭塞。

3. 如遇毛发部位，应酌情将毛发剃除。

4. 刺激性较强的药物，不可涂于面部。

5. 涂药后需密切观察患者局部皮肤的反应，如有丘疹、痒感或局部肿胀等过敏现象，应立即停用，并将药物擦拭或洗净，立即报告医务人员，配合处理。

6. 颜面部、婴幼儿、过敏体质者、妊娠患者慎用中药涂药技术。

【中药涂药技术操作流程图】

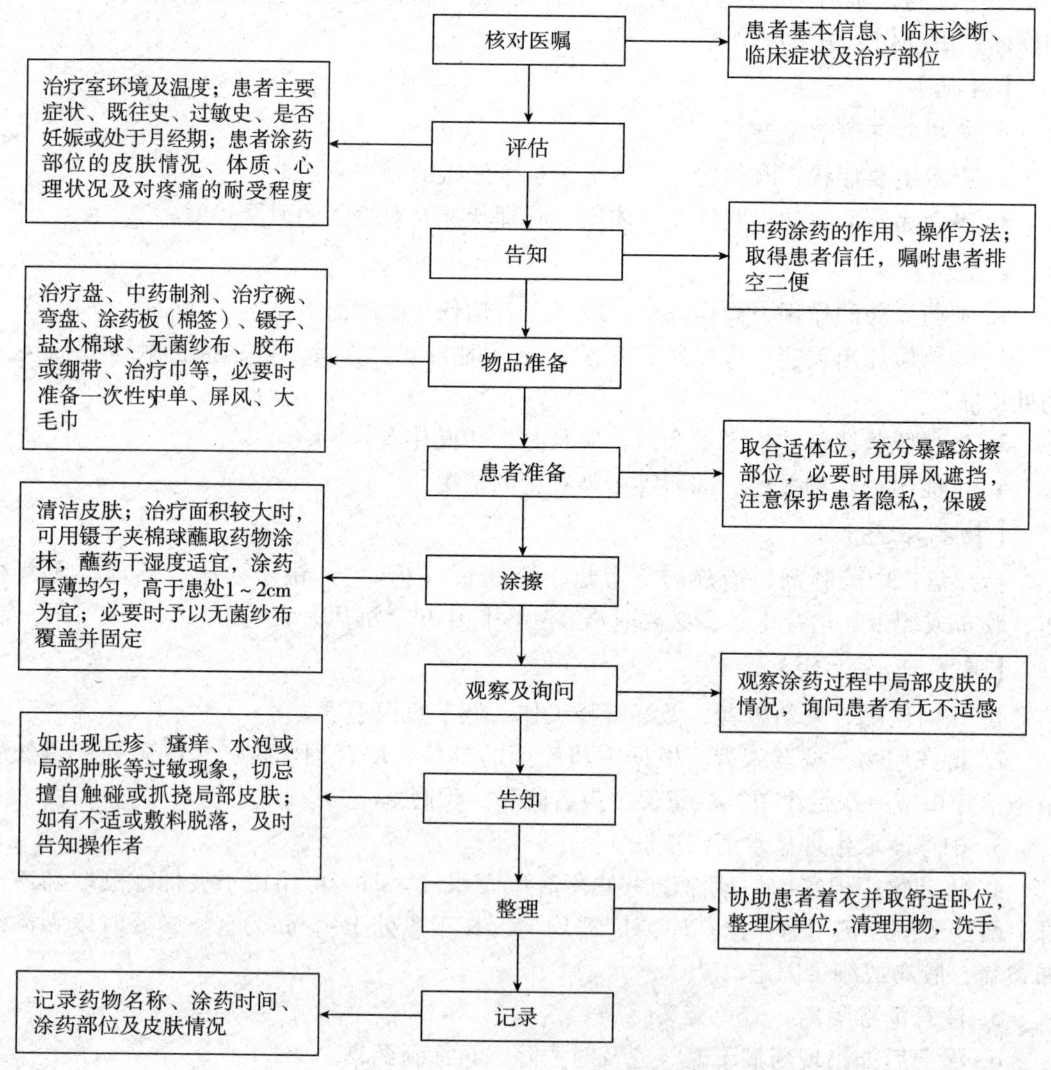

【中药涂药技术操作评分标准】

科室________ 姓名________ 考核时间________

<table>
<tr><th colspan="2">项 目</th><th>要 求</th><th colspan="2">应得分</th><th>扣分</th><th>得分</th><th>说明</th></tr>
<tr><td colspan="2" rowspan="2">素质要求</td><td>仪表大方，举止端庄，态度和蔼</td><td>5</td><td rowspan="2">10</td><td></td><td></td><td></td></tr>
<tr><td>服装、鞋帽整洁</td><td>5</td><td></td><td></td><td></td></tr>
<tr><td rowspan="5">操作前准备</td><td rowspan="2">操作者</td><td>遵照医嘱要求，对患者评估正确、全面</td><td>5</td><td rowspan="5">25</td><td></td><td></td><td></td></tr>
<tr><td>洗手、戴口罩、必要时戴手套</td><td>2</td><td></td><td></td><td></td></tr>
<tr><td>物品</td><td>治疗盘、中药制剂、治疗碗、弯盘、涂药板（棉签）、镊子、盐水棉球、纱布、胶布或绷带、治疗巾等，必要时准备中单、屏风、大毛巾等。</td><td>8</td><td></td><td></td><td></td></tr>
<tr><td rowspan="2">患者</td><td>操作者核对患者姓名、临床诊断，介绍并解释；患者理解与配合；嘱咐患者排空二便。</td><td>5</td><td></td><td></td><td></td></tr>
<tr><td>体位舒适合理，暴露涂药部位，注意保护患者隐私，保暖</td><td>5</td><td></td><td></td><td></td></tr>
<tr><td rowspan="5">操作流程</td><td>清洁皮肤</td><td>棉球蘸取生理盐水清洁皮肤</td><td>5</td><td rowspan="5">35</td><td></td><td></td><td></td></tr>
<tr><td rowspan="2">准备药物</td><td>核对药物正确性</td><td>5</td><td></td><td></td><td></td></tr>
<tr><td>将药物摇匀（水剂）或调匀（膏药）</td><td>5</td><td></td><td></td><td></td></tr>
<tr><td rowspan="2">涂药</td><td>涂抹正确、薄厚均匀、不污染衣物</td><td>15</td><td></td><td></td><td></td></tr>
<tr><td>包扎松紧适宜，美观</td><td>5</td><td></td><td></td><td></td></tr>
<tr><td rowspan="6">操作后</td><td rowspan="3">整理</td><td>协助患者着衣</td><td>2</td><td rowspan="6">15</td><td></td><td></td><td></td></tr>
<tr><td>整理床单位</td><td>2</td><td></td><td></td><td></td></tr>
<tr><td>清理用物，物品处理恰当，洗手</td><td>1</td><td></td><td></td><td></td></tr>
<tr><td rowspan="2">评价</td><td>涂药方法、涂药部位的准确性</td><td>4</td><td></td><td></td><td></td></tr>
<tr><td>患者的感受、目标达到程度</td><td>4</td><td></td><td></td><td></td></tr>
<tr><td>记录</td><td>按要求记录并签名</td><td>2</td><td></td><td></td><td></td></tr>
<tr><td colspan="2">技能熟练</td><td>操作正确、熟练、轻巧</td><td>5</td><td rowspan="2">15</td><td></td><td></td><td></td></tr>
<tr><td colspan="2">理论提问</td><td>回答全面、正确</td><td>10</td><td></td><td></td><td></td></tr>
<tr><td colspan="2">合 计</td><td></td><td colspan="2">100</td><td></td><td></td><td></td></tr>
</table>

考官签名：________

第十一章 中药熏洗技术

中药熏洗技术是借助洗液的温热及药物本身的药效，浸洗全身或局部皮肤，达到活血化瘀、消肿止痛、祛腐生肌等目的的一种中医外治技术。

【适用范围】

中药熏洗技术适用于外感发热、失眠、便秘、皮肤感染，以及中风恢复期的手足肿胀等症状。

【评估】

1. 治疗室环境及温度。
2. 患者主要症状、既往史、过敏史、是否妊娠或处于月经期。
3. 患者熏洗部位的皮肤情况、体质、对温度的耐受程度。

【告知】

1. 中药熏洗的作用，操作方法及注意事项。取得患者信任，嘱咐患者排空二便。
2. 餐前、餐后 30 分钟内不宜进行中药熏洗。
3. 熏洗以微微汗出为宜，如出现心慌等不适症状，应及时告知医务人员。
4. 熏洗时间 30 分钟为宜。
5. 熏洗过程中，应饮用温开水 300~500mL（儿童及老年人可酌减），以补充体液和增加血容量，利于代谢废物的排出。有严重心肺及肝肾疾病的患者，每日饮水量不宜超过 150mL。

【物品准备】

治疗盘、药液、熏洗容器、水温计、浴巾、毛巾。

【基本操作方法】

1. 核对医嘱，评估患者，做好解释工作，调节室温，必要时关闭门窗。
2. 备齐用物，携至床旁。根据熏洗的部位，协助患者取合理、舒适的体位，暴露熏洗部位，注意保护患者隐私，保暖。
3. 将 50~70℃的药液趁热倒入容器中，熏洗部位架其容器上方，用浴巾围盖后熏蒸，待温度适宜时（约为 40℃），将熏洗部位浸泡于药液中，浸泡时间为 20~30 分钟。
4. 观察药液温度，患者的反应，如出现头晕、心慌等不适时，应立即停止熏洗，协助患者卧床休息。
5. 操作完毕，毛巾清洁并擦干皮肤，协助患者着衣，安置舒适体位，整理床单位。
6. 清理用物，洗手。记录熏洗部位、时间、局部皮肤情况。注意观察治疗效果。

【注意事项】

1. 伤口部位进行熏洗时，需按照无菌技术操作规程进行；包扎部位进行熏洗时，应揭去敷料，熏洗完毕后再更换消毒敷料。

2. 所用物品需清洁消毒，用具一人一份，避免交叉感染。

3. 糖尿病患者、心脑血管疾病患者、妇女月经期慎用中药熏洗；心肺功能障碍者、出血性疾病患者禁用中药熏洗。

4. 熏洗过程中防止烫伤。糖尿病、足部皲裂患者的熏洗温度应适当降低。

5. 熏洗过程中，需关闭门窗，避免患者感受风寒。

6. 熏洗过程中操作者须加强巡视，注意观察患者的面色、呼吸、出汗等情况，如出现头晕、心慌等异常症状时，应立即停止熏洗并报告医生。

【中药熏洗技术操作流程图】

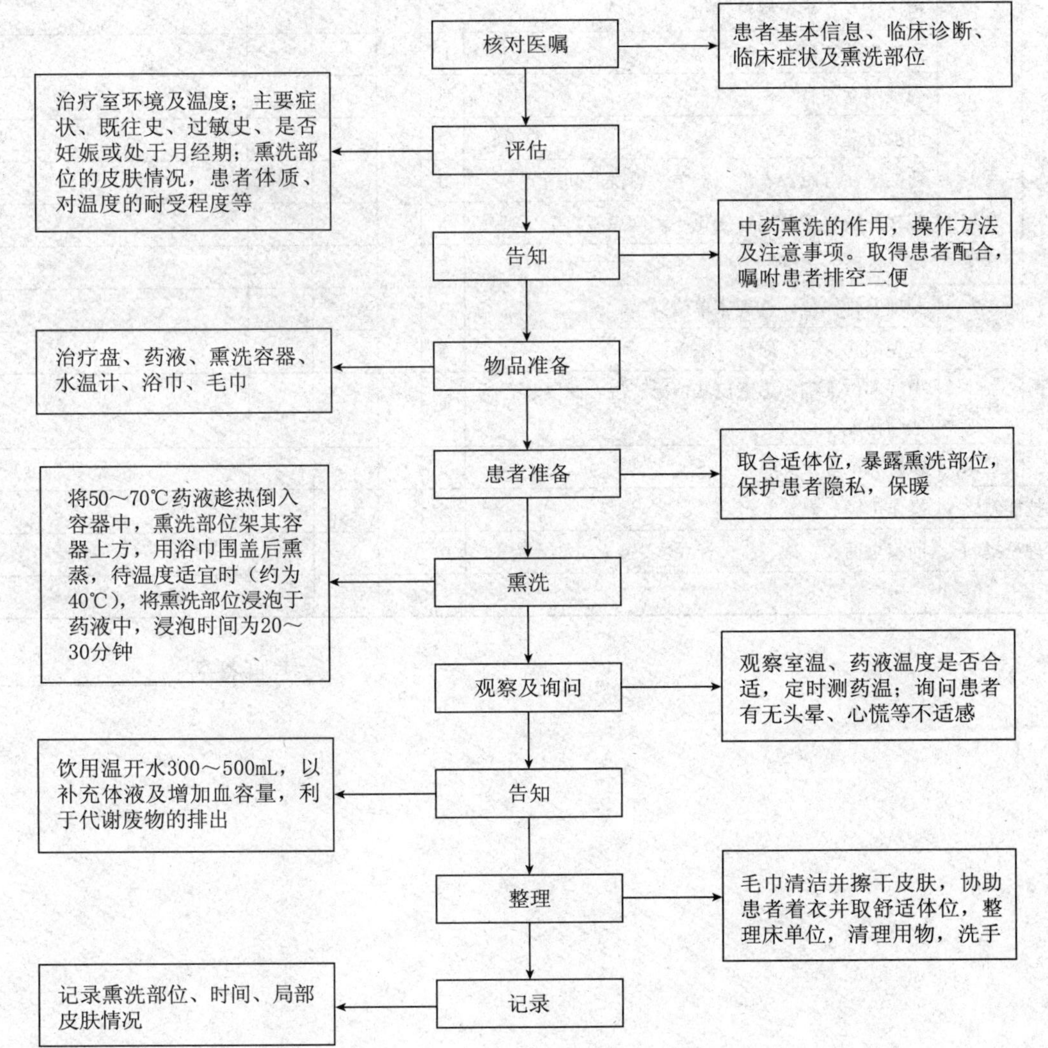

【中药熏洗技术操作评分标准】

科室________ 姓名________ 考核时间________

项目		要求	应得分		扣分	得分	说明
素质要求		仪表大方，举止端庄，态度和蔼	5	10			
		服装、鞋帽整洁	5				
操作前准备	操作者	对患者评估正确、全面	5	25			
		洗手，戴口罩	2				
	物品	治疗盘、药液、熏洗容器、水温计、浴巾、毛巾	6				
	患者	操作者核对患者姓名、临床诊断，介绍并解释；患者理解并配合，嘱咐患者排空二便	6				
		体位舒适合理，暴露熏洗部位，保护患者隐私，保暖	6				
操作流程	定位	再次核对、确定熏洗部位	5	35			
	手法	熏洗方法正确	10				
		药液温度适宜	5				
		药液量适宜	2				
		药液未沾湿患者衣裤、被单，熏洗时间适宜	5				
	观察	观察药液温度及病情变化，询问患者有无不适感	5				
	熏毕	清洁皮肤，擦干	3				
操作后	整理	合理安排体位，整理床单位	3	15			
		清理用物，归还原处，洗手	5				
	评价	熏洗部位准确、患者皮肤情况、患者感受、目标达到程度	5				
	记录	按要求记录及签名	2				
技能熟练		操作正确、熟练、轻巧	5	15			
理论提问		回答全面、正确	10				
合计			100				

考官签名：________

第十二章 浮针技术

浮针技术是用一次性浮针等针具，在局限性病痛周围的皮下浅筋膜处进行扫散的针刺疗法。其具有适应证广、疗效快、操作方便、经济安全、无副作用等优点，对临床各科疾病，特别是对疼痛的治疗有着较为广泛的作用。

【适用范围】

浮针技术适用于慢性头痛、慢性胃痛、带状疱疹后遗痛、痛经、关节痛、足跟痛、胆囊炎痛、癌症疼痛、颈椎病、肩周炎、网球肘、腱鞘炎、腕管综合征、腰椎间盘突出、腰肌劳损、膝关节炎、风湿、类风湿关节炎、关节扭伤、宫颈炎、乳腺炎等。

【评估】

1. 治疗室环境及温度。
2. 患者主要症状、既往史、是否妊娠期或处于月经期。
3. 患者进针部位的皮肤情况、心理状况、对疼痛的耐受度。
4. 对初诊、精神紧张或年老体弱、病重的患者，应尽量采取舒适体位。

【告知】

1. 浮针技术的作用、操作方法及注意事项。取得患者信任，嘱咐患者排空二便。
2. 过于饥饿、疲劳、精神紧张时，不宜针刺，防止晕针。
3. 可能出现的不适，如头晕、心慌等，应及时告知操作者。

【物品准备】

治疗盘、浮针、碘伏、棉签、浮针专用创口贴、止血钳、手消毒液。

【基本操作方法】

1. 核对医嘱，评估患者，做好解释工作，调节室内温度。
2. 备齐用物，携至床旁，协助患者取合理舒适体位，注意保护患者隐私，保暖。
3. 进针部位消毒，严格执行无菌技术操作。在距离病灶 8cm 处位置进针。进针夹角约为 20°，使针尖指向病灶方向并沿皮下推进。
4. 进针后，略向上提拉浮针，提拉过程中有突然轻松的感觉，即可开始运针、扫散。
5. 扫散动作以进针点为支点，手握针座使针尖做扇形运动，扫散一般控制在 2~3 分钟，操作时动作要柔和、有节律。
6. 皮下扫散完毕，拔出浮针。需要留针者，拔出针芯，用止血钳夹闭留针套管口，浮针专用创口贴固定针柄贴附于皮肤上，留针时间为 6~24 小时。

7. 若有晕针、心慌等不适，操作者应立即停止治疗，协助患者卧床休息。
8. 观察疗效，做好记录。

【注意事项】

1. 患者在过于饥饿、疲劳、精神紧张时，不宜针刺。
2. 自发性出血或损伤后出血不止者，不宜针刺。
3. 皮肤有感染、溃疡、疤痕或肿瘤的部位，不宜针刺。
4. 留针期间，应注意针口密封和针体固定，嘱咐患者避免剧烈活动。

【浮针技术操作流程图】

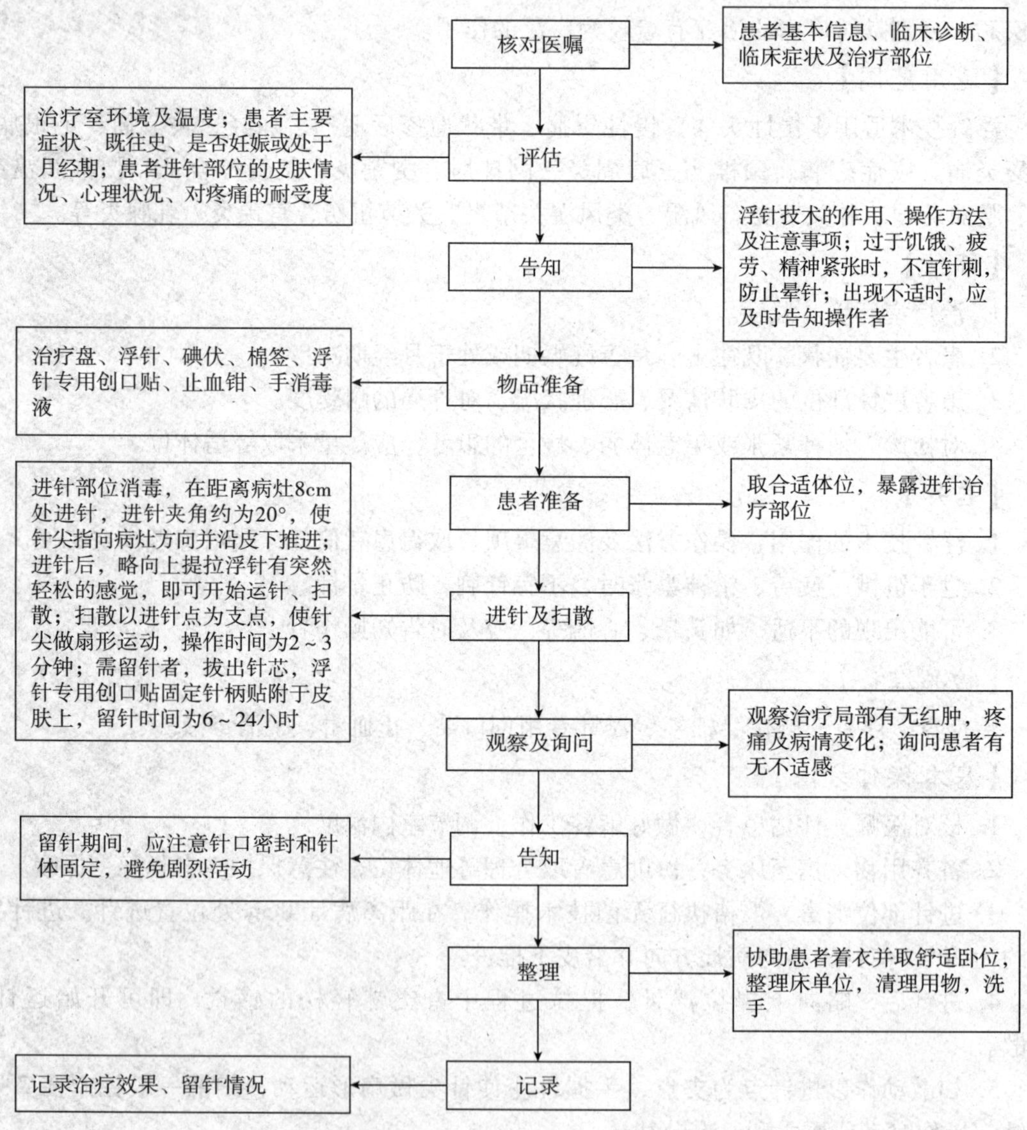

【浮针技术操作评分标准】

科室________ 姓名________ 考核时间________

项目		要求	应得分		扣分	得分	说明
素质要求		仪表大方，举止端庄，态度和蔼	5	10			
		服装、鞋帽整洁	5				
操作前准备	操作者	遵照医嘱要求，对患者评估正确、全面	5	25			
		洗手，戴口罩	2				
	物品	治疗盘、浮针、碘伏、棉签、浮针专用创口贴、止血钳、手消毒液	6				
	患者	操作者核对患者姓名、临床诊断、介绍并解释，患者理解与配合	6				
		体位舒适合理，暴露治疗进针部位，保护患者隐私，保暖	6				
操作流程	定位	再次核对、确定治疗进针部位	5	35			
	手法	进针部位正确	10				
		进针角度正确	5				
		运针方法、扫散动作正确	2				
		操作时动作柔和、有节律	5				
	观察	观察治疗局部有无红肿、疼痛及病情变化，询问患者有无不适感	5				
	运针毕	留针应注意针口密封和针体固定	3				
操作后	整理	合理安排体位，整理床单位	3	15			
		针具处理符合要求，清理用物，归还原处，洗手	5				
	评价	进针部位扫散动作是否正确、患者感受、目标达到的程度	5				
	记录	按要求记录及签名	2				
技能熟练		操作正确、熟练、轻巧	5	15			
理论提问		回答全面、正确	10				
合计			100				

考官签名：________

第十三章 腕踝针技术

腕踝针技术是根据三阴三阳学说，按照病证在不同身体部位的表现，循着肢体纵轴方向用针尖在腕部或踝部特定点行皮下浅刺，以缓解患者疼痛、疏通经络、调和脏腑功能及治疗全身疾病的一种针刺技术。其具有操作简单、安全方便、应用面广等优点。

【适用范围】

1. 治疗各种痛证，如急性扭伤、手术后疼痛、血管性头痛、牙痛、痛经等。
2. 治疗某些神经类疾病，如失眠、焦虑、抑郁等。
3. 辅助治疗其他临床各科的病证，如内科、外科、妇科、耳鼻喉科、眼科、皮肤科等。

【评估】

1. 治疗室环境及温度。
2. 患者主要症状、既往史、出血史，是否妊娠或处于月经期。
3. 患者针刺部位的皮肤情况、体质、心理状况、对疼痛的耐受度。

【告知】

1. 腕踝针的作用、操作方法。取得患者信任，嘱咐患者排空二便。
2. 过于饥饿不宜行腕踝针治疗。
3. 针刺侧肢体不宜剧烈活动。
4. 若出现皮下出血、晕针等不适感时，应及时告知操作者。

【物品准备】

治疗盘、1.0~1.5寸毫针（30号或32号）、消毒液、棉签、输液贴、手消毒液、弯盘。

【基本操作方法】

1. 核对医嘱，评估患者，做好解释工作，调节室内温度。
2. 备齐用物，携至床旁。评估疼痛部位，根据疼痛部位按区选择正确的针刺点和针刺方向，协助患者取舒适体位。
3. 检查毫针，常规消毒进针部位，用三指持针柄，针体与皮肤呈30°角，用拇指轻捻针柄，使针尖快速地通过皮肤。
4. 针尖通过皮肤后，将针放平，使针体贴近于皮肤表面，循纵轴直线方向沿皮下进针，留2mm针身在皮肤外。
5. 针刺要求不出现酸、麻、胀、痛等感觉，用输液贴固定针柄。

6. 观察患者反应，若晕针或感到不适，应立即停止治疗，协助患者卧床休息。

7. 留针时间一般为 30 分钟，留针期间不捻针。慢性病或疼痛较重时，可以适当延长留针时间，最长不超过 24 小时。一般隔日 1 次，10 天为一疗程；急性病证每日针刺 1 次。

8. 起针时，一手持针柄迅速拔出，予输液贴按压片刻，检查针数，防止遗漏。

9. 操作完毕，安置舒适体位，注意保暖，整理床单位，清理用物，洗手。

10. 观察疗效，做好记录。

【注意事项】

1. 针刺方向一般向上，如果病证在手足部位时，针刺方向朝下（手足方向）。

2. 针刺时，以针下松软，患者无任何特殊感觉为宜。若针下有阻力或患者出现酸、麻、胀、痛等感觉，则表示针刺较深。应将针退出，使针尖退回皮下，重新刺入更表浅的部位。

3. 留针时，一般不做提插或捻转等行针手法。

4. 进针点若有异常，如破损或瘢痕等，可沿纵线方向适当移位。

5. 女性处于正常月经期时，不宜行腕踝针技术；妊娠期在 3 个月以内者，不宜针刺治疗。

【腕踝针技术操作流程图】

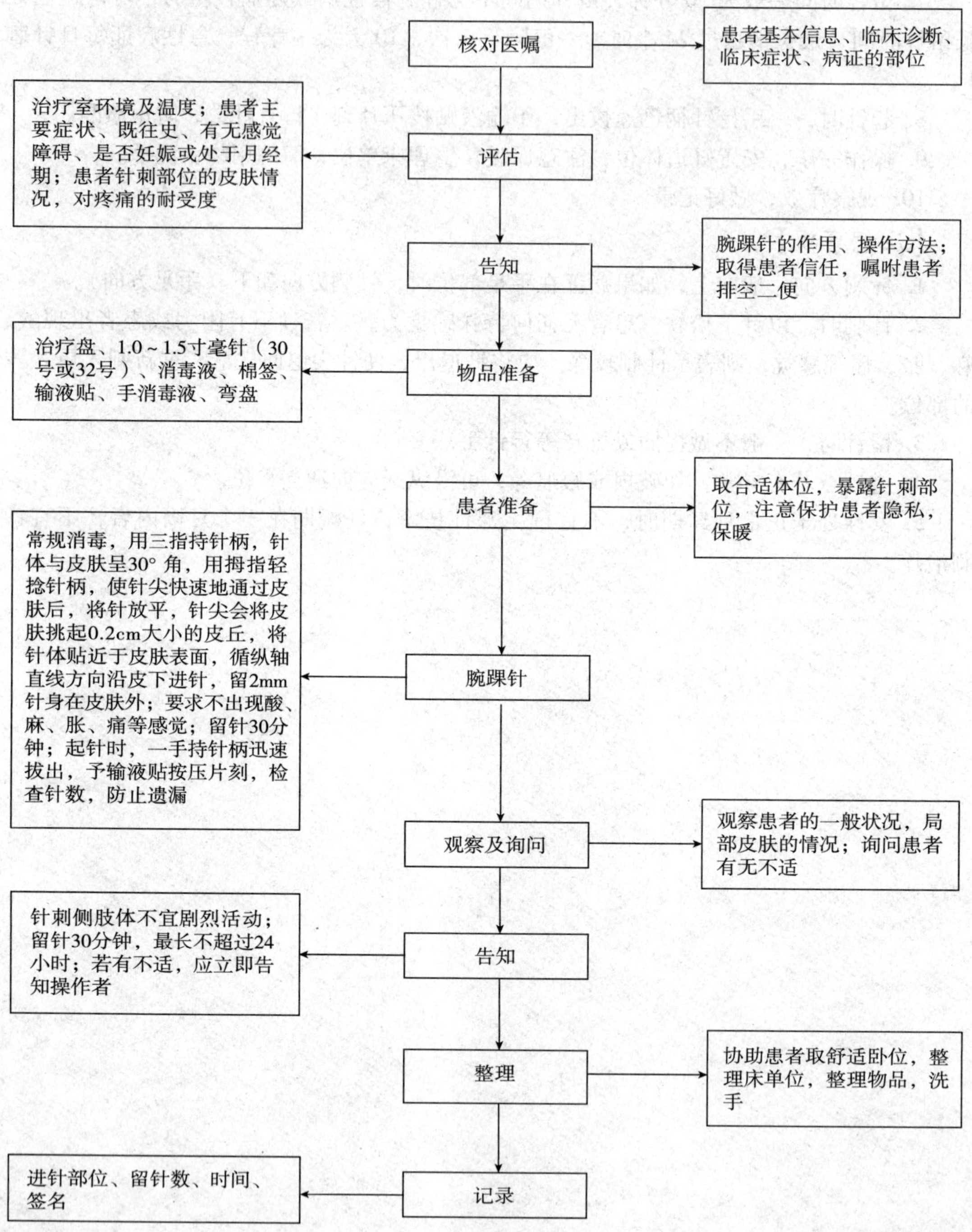
核对医嘱
患者基本信息、临床诊断、临床症状、病证的部位
评估
治疗室环境及温度；患者主要症状、既往史、有无感觉障碍、是否妊娠或处于月经期；患者针刺部位的皮肤情况，对疼痛的耐受度
告知
腕踝针的作用、操作方法；取得患者信任，嘱咐患者排空二便
物品准备
治疗盘、1.0～1.5寸毫针（30号或32号）、消毒液、棉签、输液贴、手消毒液、弯盘
患者准备
取合适体位，暴露针刺部位，注意保护患者隐私，保暖
腕踝针
常规消毒，用三指持针柄，针体与皮肤呈30°角，用拇指轻捻针柄，使针尖快速地通过皮肤后，将针放平，针尖会将皮肤挑起0.2cm大小的皮丘，将针体贴近于皮肤表面，循纵轴直线方向沿皮下进针，留2mm针身在皮肤外；要求不出现酸、麻、胀、痛等感觉；留针30分钟；起针时，一手持针柄迅速拔出，予输液贴按压片刻，检查针数，防止遗漏
观察及询问
观察患者的一般状况，局部皮肤的情况；询问患者有无不适
告知
针刺侧肢体不宜剧烈活动；留针30分钟，最长不超过24小时；若有不适，应立即告知操作者
整理
协助患者取舒适卧位，整理床单位，整理物品，洗手
记录
进针部位、留针数、时间、签名

【腕踝针技术操作评分标准】

科室________________ 姓名________________ 考核时间______________

项目		要求	应得分		扣分	得分	说明
素质要求		仪表大方，举止端庄，态度和蔼	各5	10			
		服装、鞋帽整齐					
操作前准备	操作者	遵照医嘱要求，对患者评估正确、全面	5	25			
		洗手，戴口罩	2				
	物品	治疗盘、1.0~1.5寸毫针（30号或32号）、消毒液、棉签、输液贴、手消液、弯盘	6				
	患者	操作者核对患者身份，介绍并解释，取得患者理解与配合	6				
		选择合理体位，暴露针刺部位，注意保护患者隐私，保暖	6				
操作流程	定点	再次评估病证部位	5	35			
		根据病证部位确定针刺点	5				
	消毒	消毒皮肤范围大于5cm	3				
	进针	选择合适毫针，检查针柄有否松动，针尖有无弯曲带钩	15				
		用三指持针柄，针体与皮肤呈30°角，用拇指轻捻针柄，使针尖快速地通过皮肤即将针放平，针尖将皮肤挑起约0.2cm的皮丘，循纵轴直线方向沿皮下进针，留2mm针身在皮肤外，用输液贴固定					
	观察	询问患者有无不适，观察有无晕针、疼痛等不适感	2				
	起针	起针正确	5				
操作后	整理	合理安排体位，整理床单位	3	15			
		整理用物，洗手，针具处理符合要求	5				
	评价	进针部位准确、操作熟练、患者感觉、目标达到的程度	5				
	记录	进针部位、留针数、进针时间、签名	2				
技能熟练		操作熟练、针刺手法、定位正确	5	15			
理论提问		回答全面、正确	10				
合计			100				

考官签名：____________

第十四章　脐敷技术

脐敷技术是一种传统的中医内病外治法，依据治疗疾病的需要，选配一定的中药组成方剂，将药物研细成粉末制成适当的剂型敷于脐部治疗疾病。

【适用范围】

脐敷技术适用于内科、妇科、儿科、男科多种症证。

【评估】

1. 治疗室环境及温度。
2. 患者主要症状、既往史、过敏史、是否妊娠或处于月经期。
3. 患者体质、心理状况、腹围、尿量、脐部的皮肤情况。

【告知】

1. 脐敷的作用、操作方法。取得患者信任，嘱咐患者排空二便。
2. 敷药时间一般为4~6小时。
3. 敷药时可能出现药物污染衣物的情况。
4. 若敷药过程中出现红疹、水疱、瘙痒、疼痛等不适感，应及时告知操作者。

【物品准备】

治疗盘、药物、盛药物的容器、透明敷贴、棉签、浴巾、手消毒液等。

【基本操作方法】

1. 核对医嘱，评估患者，做好解释工作，调节室内温度。
2. 备齐用物，携至床旁，协助患者取平卧位，暴露脐部，注意保暖。
3. 用温水棉签清洁患者脐部皮肤，将药物调制温度为38~40℃的膏状，试温后填敷脐部，用透明敷贴覆盖固定，一般敷4~6小时。
4. 观察患者的反应，若感不适，应停止敷药，并根据情况酌情处理，协助患者卧床休息。
5. 操作完毕，协助患者着衣，安置舒适体位，清理用物，整理床单位，洗手。
6. 观察疗效，做好记录。

【注意事项】

1. 根据病情的需要，可将生姜、大葱等温通理气食材捣碎后与方药混合贴敷以增强药物吸收，提高疗效。
2. 药量应适宜，以填平脐部即可。
3. 调药时注意掌握好药物的干湿度，以既不至于流淌，又不至于太干致脱落为宜。

4. 脐部敷药后外盖透明敷贴，尽可能使其处在“密闭式”的状态下，以免药性挥发影响疗效。

5. 敷药温度为38~40℃，注意试温，防止烫伤。

6. 对皮肤刺激性较强的药物，注意观察并调整敷药时间。敷药过程中如出现红疹、水疱、瘙痒、疼痛等不适，应停止敷药，并遵医嘱处理。

【脐敷技术操作流程图】

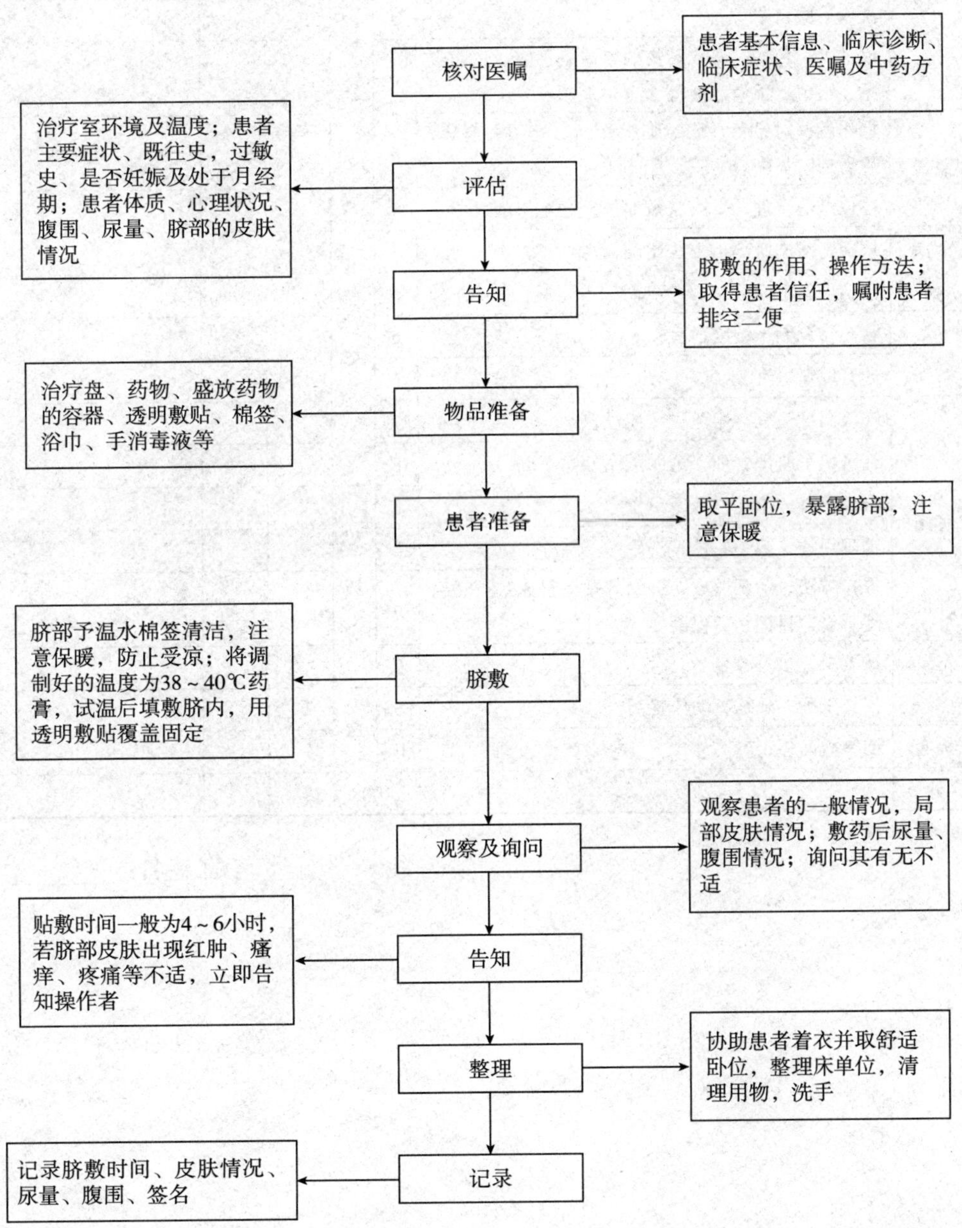

【脐敷技术操作评分标准】

科室＿＿＿＿＿＿＿　姓名＿＿＿＿＿＿＿　考核时间＿＿＿＿＿＿＿

<table>
<tr><th colspan="2">项　目</th><th>要　求</th><th colspan="2">应得分</th><th>扣分</th><th>得分</th><th>说明</th></tr>
<tr><td colspan="2" rowspan="2">素质要求</td><td>仪表大方，举止端庄，态度和蔼</td><td>5</td><td rowspan="2">10</td><td></td><td></td><td></td></tr>
<tr><td>服装、鞋帽整洁</td><td>5</td><td></td><td></td><td></td></tr>
<tr><td rowspan="5">操作准备</td><td rowspan="2">操作者</td><td>遵照医嘱要求，对患者评估正确、全面</td><td>2</td><td rowspan="5">25</td><td></td><td></td><td></td></tr>
<tr><td>洗手，戴口罩</td><td>5</td><td></td><td></td><td></td></tr>
<tr><td>物品</td><td>治疗盘、药物、盛放药物的容器、棉签、透明敷贴、浴巾、手消毒液等</td><td>6</td><td></td><td></td><td></td></tr>
<tr><td rowspan="2">患者</td><td>操作者核对患者姓名、临床诊断、介绍并解释，患者理解与配合</td><td>8</td><td></td><td></td><td></td></tr>
<tr><td>体位舒适合理，暴露脐敷部位，注意保暖</td><td>4</td><td></td><td></td><td></td></tr>
<tr><td rowspan="6">操作流程</td><td rowspan="2">清洁皮肤</td><td>用棉签清洗脐部，方法正确</td><td>5</td><td rowspan="6">35</td><td></td><td></td><td></td></tr>
<tr><td>清洁力度适宜</td><td>5</td><td></td><td></td><td></td></tr>
<tr><td rowspan="2">准备药物</td><td>将药物调制干湿度适宜</td><td>5</td><td></td><td></td><td></td></tr>
<tr><td>药膏取量适宜</td><td>5</td><td></td><td></td><td></td></tr>
<tr><td rowspan="2">敷药</td><td>药液温度适宜，避免过冷或过热</td><td>7</td><td></td><td></td><td></td></tr>
<tr><td>药膏填平脐部合理，透明敷贴外贴正确</td><td>8</td><td></td><td></td><td></td></tr>
<tr><td rowspan="4">操作后</td><td rowspan="2">整理</td><td>合理安排体位，整理床单位</td><td>3</td><td rowspan="4">15</td><td></td><td></td><td></td></tr>
<tr><td>清理用物，归还原处，洗手</td><td>3</td><td></td><td></td><td></td></tr>
<tr><td>评价</td><td>操作方法、药膏适量、透明敷贴平整无皱折、患者感受、目标达到程度</td><td>6</td><td></td><td></td><td></td></tr>
<tr><td>记录</td><td>按要求记录及签名</td><td>3</td><td></td><td></td><td></td></tr>
<tr><td colspan="2">技能熟练</td><td>操作正确、熟练、动作轻巧</td><td>5</td><td rowspan="2">15</td><td></td><td></td><td></td></tr>
<tr><td colspan="2">理论提问</td><td>回答全面、正确</td><td>10</td><td></td><td></td><td></td></tr>
<tr><td colspan="2">合　计</td><td></td><td colspan="2">100</td><td></td><td></td><td></td></tr>
</table>

考官签名：＿＿＿＿＿＿

第十五章 穴位贴敷技术

穴位贴敷技术是在中医理论的指导下，将不同的药物制成一定的剂型，贴敷于相应穴位上，使药物刺激人体穴位的一种外治技术。通过穴位和药物的共同作用，起到活血止痛、清热解毒、消肿散结、健脾开胃、疏通经络、平衡阴阳、调整气血、改善脏腑等功能，从而达到调整机体和治疗疾病的目的。

【适用范围】

穴位贴敷技术适应证较广，适用于内科、外科、妇科、儿科、骨伤科、五官科等多种疾病的治疗及预防治疗。

【评估】

1. 治疗室环境及温度。
2. 患者主要症状、既往史、过敏史、是否妊娠或处于月经期。
3. 患者贴敷药物部位皮肤情况、体质、心理状况、对温度及疼痛的耐受程度。

【告知】

1. 穴位贴敷的作用、操作方法及注意事项。取得患者信任，嘱咐患者排空二便。
2. 药物贴敷时间不宜过长，一般贴敷时间为 6~8 小时（发泡性药物贴敷时间一般为 30~60 分钟，不宜超过 2 小时）。
3. 若皮肤出现微红为正常现象，若出现皮肤瘙痒、丘疹、水疱等，应立即告知护士。
4. 若敷料松动或脱落出现及时告知操作者。

【物品准备】

治疗盘、药物（已配好）、压舌板或刮匙、胶布、生理盐水、棉球，必要时备屏风。

【基本操作方法】

1. 核对医嘱，评估患者，做好解释工作，调节室内温度。
2. 备齐用物，携至床旁，协助患者取合理舒适体位，注意保暖。必要时可用屏风遮挡。
3. 取大小合适的胶布，用压舌板或刮匙将药物均匀地涂抹于胶布表面，使其厚薄适中、干湿度适宜、药物不外溢。
4. 根据医嘱选取相应的穴位，定穴后，用棉球蘸取适量生理盐水清洁局部皮肤，将粘有药物的胶布贴敷于相应穴位。药物贴敷时间不宜过长，敷贴时间一般为 6~8 小时（发泡性药物贴敷时间一般为 30~60 分钟，不宜超过 2 小时）。
5. 观察患者的反应，若感到不适，应立即停止治疗，协助患者卧床休息。
6. 操作完毕，协助着衣，注意避风，安置舒适体位，整理床单位，清理用物，洗手。

7. 观察疗效，做好记录。

【注意事项】

1. 若发现过敏现象，应立即停止贴敷。

2. 贴药前清洁局部皮肤，必要时剃去毛发，使药物更易吸收。

3. 药物不可调制过多，现用现调。若为膏剂，则加热使之烊化，再贴敷于相应的部位。

4. 颜面部不宜贴敷，特别是有刺激性、毒性的药物。贴药时间则一般根据病情及所选用的药物而定，最长不超过 6～8 小时（发泡性药物贴敷时间一般为 30～60 分钟，不超过 2 小时），儿童或皮肤较敏感者贴药时间应酌减。

5. 患者在治疗期间如有不适，应及时告知医务人员。贴药后皮肤出现红晕属于正常现象，如贴敷时间过长则引起水疱，避免抓破感染，必要时遵医嘱处理。

6. 治疗期间，忌食鸡肉、海鲜、狗肉、牛肉等发物。

【穴位贴敷技术操作流程图】

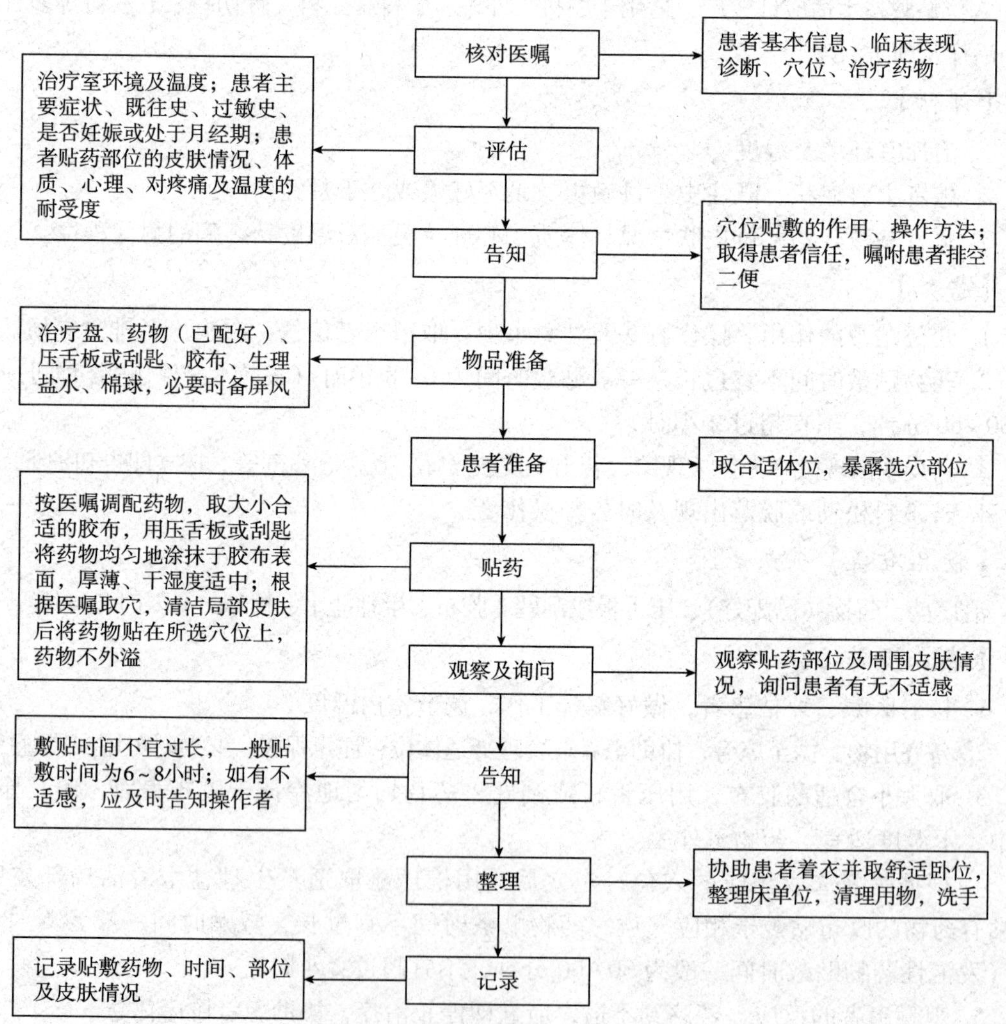

【穴位贴敷技术操作评分标准】

科室__________ 姓名__________ 考核时间__________

项目		要求	应得分		扣分	得分	说明
素质要求		仪表大方，举止端庄，态度和蔼	5	10			
		服装、鞋帽整齐	5				
操作前准备	操作者	遵照医嘱要求，对患者评估正确、全面	5	25			
		洗手，戴口罩	2				
	物品	治疗盘，药物（已配好）、压舌板或刮匙、胶布、生理盐水、棉球，必要时备屏风	6				
	患者	操作者核对患者姓名、临床诊断、介绍并解释，患者理解与配合	6				
		体位舒适合理，充分暴露，注意保暖	6				
操作流程	清洁皮肤	皮肤清洁彻底，无污迹	5	35			
		观察贴敷皮肤的情况	5				
	摊药	药物薄厚、干湿度适中，摊药面积合适	5				
	敷药	敷药方法正确且牢固	15				
	观察	患者全身和局部皮肤的不适	5				
操作后	整理	合理安排体位，整理床单位	3	15			
		清理用物，归还原处，物品处理符合要求，洗手	5				
	评价	部位准确、操作熟练、患者感觉、目标达到的程度	5				
	记录	按要求记录及签名	2				
技能		操作熟练、手法轻巧、部位正确、手法正确	5	15			
理论提问		回答全面、正确	10				
合计			100				

考官签名：__________

第十六章 穴位注射技术

穴位注射技术又称水针，是将小剂量药物注入腧穴内，通过药物刺激穴位达到治疗疾病的一种技术。

【适用范围】

穴位注射技术适用于由慢性疾病引起的眩晕、呃逆、腹胀、尿潴留、疼痛等。

【评估】

1. 治疗室环境及温度。
2. 患者主要症状、既往史、药物过敏史、是否妊娠或处于月经期。
3. 患者注射部位的皮肤情况、对疼痛的耐受程度、与医师的配合程度。

【告知】

1. 穴位注射的作用、操作方法。取得患者信任，嘱咐患者排空二便。
2. 注射部位若出现疼痛、酸胀的感觉属于正常现象，如有不适需及时告知操作者。
3. 注射后建议患者休息 10~20 分钟再离开。注射后 7 天内，若患者出现局部酸胀感属于正常现象。

【物品准备】

治疗盘、药物、一次性注射器、无菌棉签、皮肤消毒剂、污物碗、利器盒、手套。

【基本操作方法】

1. 核对医嘱，评估患者，做好解释工作，调节室内温度。
2. 配制药液。
3. 备齐用物，携至床旁。
4. 根据注射部位，协助患者取舒适体位，暴露局部皮肤，注意保护患者隐私，保暖。
5. 遵照医嘱取穴，并通过询问患者感受，最终确定穴位的准确位置，并做好标识。
6. 常规消毒皮肤，消毒范围应大于病灶处 5cm。
7. 再次核对医嘱，注射器药液排气。
8. 一手绷紧皮肤，另一手持注射器，对准穴位快速地刺入皮下。足三里、曲池穴位用直刺，其余穴位均用斜刺，然后用针刺手法将针身推至一定深度，上下提插至患者有酸胀等感觉后，回抽无回血，即可将药物缓慢推入。
9. 注射过程中应随时观察是否有晕针、疼痛、弯针、折针等，必要时可停止注射。
10. 注射完毕后，将针头提至皮下再快速拔出针头，用无菌棉签按压针孔片刻。
11. 嘱咐患者休息 10~20 分钟后再离开，观察患者注射后症状有无改善，安置其舒适体位。

12. 整理用物，按《医疗废物处理流程》妥善处理垃圾，洗手。

13. 记录注射时间、穴位、药物、药量及患者情况。注意观察治疗效果。

【注意事项】

1. 局部皮肤有感染、瘢痕、出血倾向，以及高度水肿者不宜进行穴位注射。

2. 孕妇下腹部和腰骶部不宜进行穴位注射。

3. 严格执行“三查八对”和无菌技术操作规程。

4. 遵照医嘱配置药物，注意配伍禁忌。

5. 注意针刺角度，观察有无回血。避开血管丰富的部位，避免药液注入血管内，患者有酸胀感时针体退出少许后再进行注射。

6. 注射药物时患者如出现不适，应立即停止注射并观察病情变化。

【穴位注射技术操作流程图】

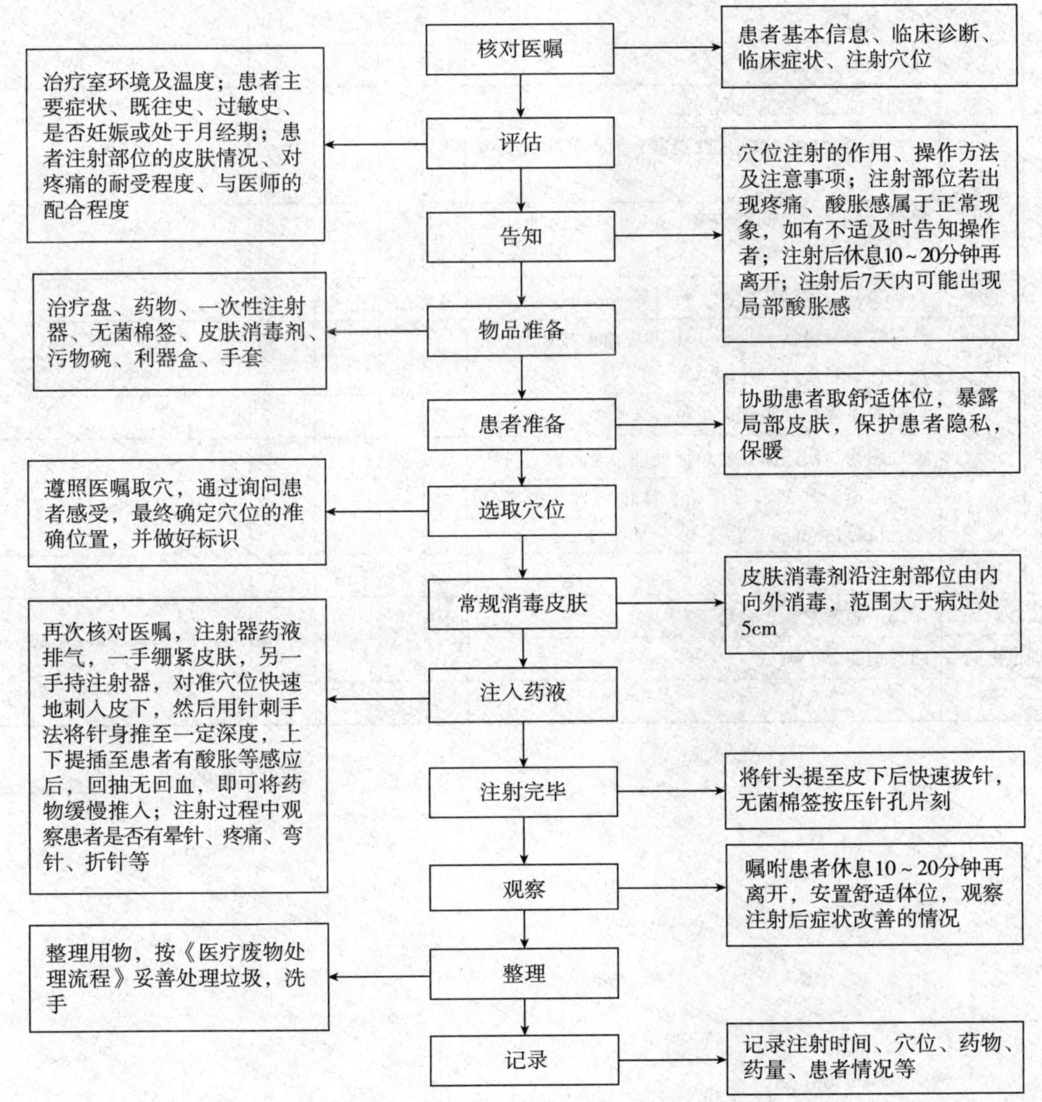

【穴位注射技术操作评分标准】

科室＿＿＿＿＿＿ 姓名＿＿＿＿＿＿ 考核时间＿＿＿＿＿＿

项目		要求	应得分		扣分	得分	说明
素质要求		仪表大方，举止端庄，态度和蔼	5	10			
		服装、鞋帽整齐	5				
操作前准备	操作者	对患者评估正确、全面	5	25			
		洗手，戴口罩	2				
	物品	治疗盘、药物、一次性注射器、无菌棉签、皮肤消毒剂、污物碗、利器盒、手套	6				
	患者	操作者核对姓名、诊断，介绍并解释，患者理解并配合；嘱咐患者排空二便	6				
		体位舒适合理，暴露注射处皮肤，保护患者隐私，保暖	6				
操作流程	定穴	再次核对、选择腧穴部位	10	35			
	操作	按配药流程严格地配制药液	5				
		再次核对穴位，常规皮肤消毒，消毒范围大于病灶处 5cm	3				
		排气后进针，询问得气感，将药液匀速地注入穴位	10				
	观察	有否晕针、疼痛、弯针、折针等	4				
	拔针	注射完毕后将针头提至皮下再快速地拔出针头，用干棉签轻压针口片刻	3				
操作后	整理	合理安排体位，整理床单位	3	15			
		清理用物，归还原处，垃圾处理符合要求，洗手	5				
	评价	选穴准确、局部消毒严格、体位合理、患者感受、目标达到的程度	5				
	记录	按要求记录及签名	2				
技能熟练		操作正确、熟练、轻巧	5	15			
理论提问		回答全面、正确	10				
合计			100				

考官签名：＿＿＿＿＿＿

第十七章　自体血穴位注射技术

自体血穴位注射是指在穴位进行自体静脉血注射的一种技术。通过将自体血注射于穴位，产生一种非特异性的脱敏作用，促进白细胞的吞噬作用，达到调理人体内环境，以降低机体敏感性和增强机体免疫力的目的。

【适用范围】

自体血穴位注射技术适用于呼吸系统疾病（支气管哮喘、支气管扩张、慢性阻塞性肺疾病）、过敏性鼻炎、皮肤病（慢性荨麻疹、银屑病、神经性皮炎、顽固性湿疹、毛囊炎、黄褐斑）、免疫系统疾病（干燥综合征、系统性红斑狼疮）等。

【评估】

1. 治疗室环境及温度。

2. 患者主要症状、既往史、过敏史、是否妊娠或处于月经期。

3. 患者注射部位的皮肤情况、体质、心理状态、对疼痛的耐受程度。

【告知】

1. 自体血穴位注射的作用、操作方法。取得患者信任，嘱咐患者排空二便。

2. 注射部位若出现疼痛、酸胀感则属于正常现象，如有其他不适需及时告知操作者。

3. 注射后建议患者休息 10~20 分钟后再离开。注射后 7 天内可能出现局部酸胀感、属于正常现象。

【物品准备】

止血带、一次性注射器、棉签、弯盘、治疗盘、皮肤消毒剂、治疗单、小枕、锐器盒、手套。

【基本操作方法】

1. 核对医嘱，评估患者，做好解释工作，调节室内温度。

2. 备齐用物，携至床旁。根据穿刺和注射部位，协助患者取合理舒适体位，注意保护患者隐私，保暖。

3. 遵照医嘱取穴，并做好标识。

4. 参照静脉采血操作流程，抽取适量血液。

5. 需注射部位皮肤常规消毒，消毒范围大于病灶处 5cm，存有静脉血的注射器更换针头后排气进针，直刺足三里、曲池穴位，其他穴位则用斜刺。待患者有酸麻、胀等直刺感觉后，将适量静脉血匀速地注入穴位中。

6. 注射过程中观察患者的一般情况和感受，如出现晕针、疼痛、弯针、折针等需紧急处理。

7. 注射完毕，将针头提至皮下后快速地拔针，无菌棉签按压针刺处。

8. 操作完毕后应注意避风，嘱咐患者休息 10~20 分钟再离开，安置舒适体位，观察局部针刺的情况。

9. 整理用物，按《医疗废物处理流程》妥善处理垃圾，洗手。

10. 记录注射时间、注射穴位、注射血量、针刺局部情况和患者的情况。注意观察治疗效果。

【注意事项】

1. 严格遵守无菌操作规程，防止感染。

2. 晕血、晕针、疲乏、饥饿、精神高度紧张时慎用自体血穴位注射法，避开女性生理期。

3. 局部皮肤有感染、溃疡、瘢痕、出血倾向，以及高度水肿者禁止注射。

4. 孕妇的下腹部和腰骶部，以及人体三阴交、合谷等穴位禁止注射。

5. 发热期、炎性期，以及血小板低下、白细胞低下者禁止注射。

6. 注意穿刺角度，注射时应避开血管丰富的部位，患者有触电感时针体外退少许后再进行注射。

【自体血穴位注射技术操作流程图】

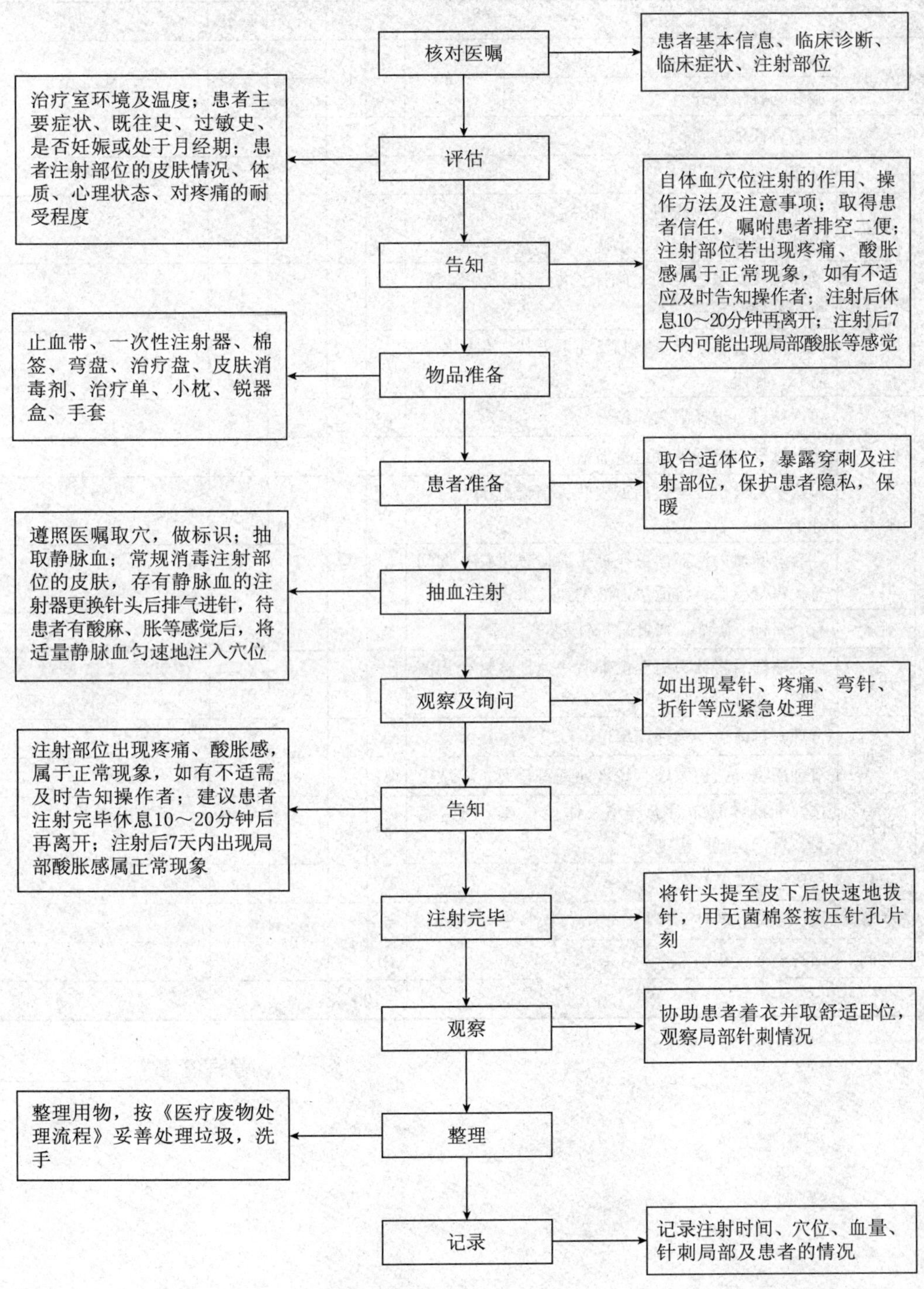

【自体血穴位注射技术操作评分标准】

科室________ 姓名________ 考核时间________

项目		要求	应得分		扣分	得分	说明
素质要求		仪表大方，举止端庄，态度和蔼	5	10			
		服装、鞋帽整齐	5				
操作前准备	操作者	对患者评估正确、全面	5	25			
		洗手，戴口罩	2				
	物品	止血带、一次性注射器、棉签、弯盘、治疗盘、皮肤消毒剂、治疗单、小枕、锐器盒、手套	6				
	患者	操作者核对患者姓名、临床诊断，介绍并解释，患者理解与配合	6				
		体位舒适合理，暴露穿刺及注射部位，保护患者隐私，保暖	6				
操作流程	定穴	再次核对、选择腧穴部位	10	35			
	操作	按静脉采血流程采取适量血液	5				
		再次核对穴位，常规消毒皮肤，消毒范围大于病灶处 5cm	3				
		存有静脉血的注射器更换针头后排气进针，询问有无得气感后，将适量血液匀速注入穴位	10				
	观察	有否晕针、疼痛、弯针、折针等	4				
	拔针	注射完毕后将针头提至皮下后快速地拔针，无菌棉签轻压针口片刻	3				
操作后	整理	合理安排体位，整理床单位	3	15			
		清理用物，归还原处，垃圾处理符合要求，洗手	5				
	评价	选穴准确、局部消毒严格、体位合理、患者感受、目标达到的程度	5				
	记录	按要求记录及签名	2				
技能熟练		操作正确、熟练、轻巧	5	15			
理论提问		回答全面、正确	10				
合计			100				

考官签名：________

第十八章 中药保留灌肠技术

中药保留灌肠技术是指将中药制剂自肛门灌入直肠至结肠，保留在直肠或结肠内一定时间，透过肠黏膜吸收药液，以达到清热解毒、软坚散结、泄浊排毒、活血化瘀目的的一种技术。

【适用范围】

中医保留灌肠技术适用于预防及治疗肝昏迷、慢性肾衰竭，以及其他慢性疾病所致的腹痛、腹泻、便秘、发热等。

【评估】

1. 治疗室环境及温湿度。
2. 患者主要症状、既往史、过敏史、排便情况、是否妊娠及处于月经期。
3. 患者肛门肛周的皮肤情况、年龄、意识状态、心理状况、能否配合。

【告知】

1. 中药保留灌肠的作用、操作过程。取得患者信任，嘱咐患者排空二便。
2. 操作过程中局部可有胀、满、轻度疼痛感，指导患者在插肛管、灌肠过程中做深呼吸动作。
3. 灌肠后的体位视病情而定。
4. 灌肠液应至少在直肠、结肠内停留 1 小时以上。

【物品准备】

灌肠袋、中药、弯盘、治疗碗、血管钳、水温计、手套、治疗巾、垫枕、石蜡油、棉签、纱块、大便器、卫生纸，必要时备屏风。

【基本操作方法】

1. 核对医嘱，评估患者，做好解释工作，调节室内温度。
2. 备齐用物，携至床旁。
3. 关闭门窗，用隔帘或屏风遮挡。
4. 戴手套，垫治疗巾，协助患者脱裤至大腿膝盖处，协助患者取侧卧位（根据病情取合适的侧卧位），充分暴露肛门，用小垫枕抬高臀部 10cm。
5. 测量药液温度（39~41℃），液面距离肛门不超过 30cm。置弯盘于臀部，润滑肛管前端和肛门，排气，用血管钳夹闭。
6. 嘱咐患者深呼吸，分开臀部，插入肛门 15~20cm，滴注时间为 15~20 分钟。
7. 缓慢地注入灌肠液，询问患者有无不适感，如有不适感或便意，应及时调整滴入速度，必要时终止滴入。

8. 药液滴注完，将肛管反折并轻轻缓慢地拔出，置于弯盘内，用卫生纸轻轻擦拭患者肛门处片刻，协助其取舒适卧位，抬高臀部并交符注意事项。

9. 整理床单位，清理物品。

【注意事项】

1. 慢性痢疾病变多发生于直肠和乙状结肠，宜采取左侧卧位；阿米巴痢疾病变多发生于回盲部，宜采取右侧卧位。

2. 灌肠溶液量不宜超过 200mL。

3. 操作过程中灌肠液的注入速度不可过快过猛，应随时询问患者感受，有无腹胀、腹痛和便意。

4. 操作完毕嘱咐患者卧床休息 10 分钟，尽量保证药液在直肠和结肠处停留 1 小时以上。

5. 操作过程中注意保护患者隐私。

【中药保留灌肠技术操作流程】

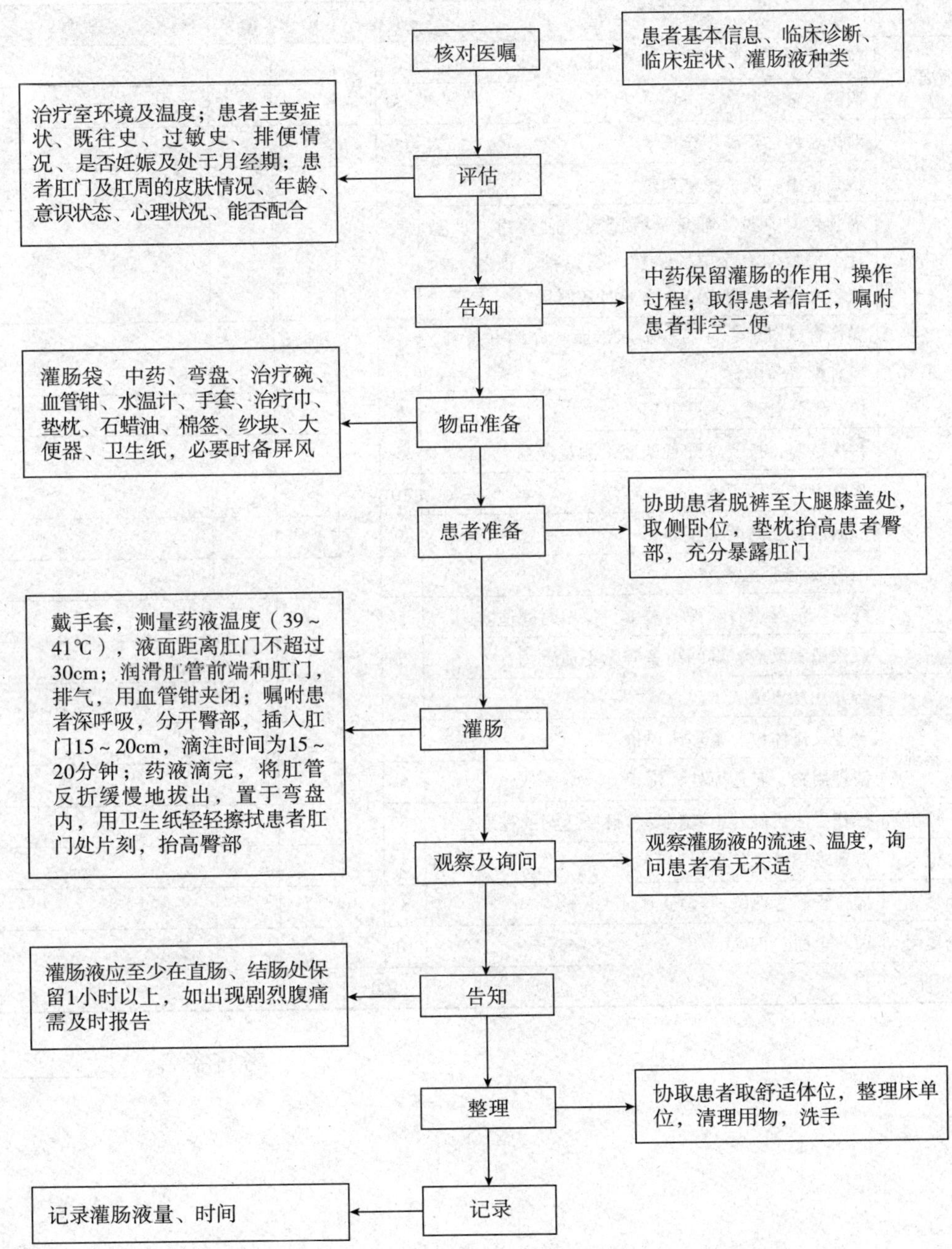

【中药保留灌肠技术操作评分标准】

科室________ 姓名________ 考核时间________

项目		要求	应得分		扣分	得分	说明
素质要求		仪表大方，举止端庄，态度和蔼	5	10			
		服装、鞋帽整洁	5				
操作前准备	操作者	对患者评估正确、全面	5	25			
		检查指甲，洗手，戴口罩	2				
	物品	灌肠袋、中药、弯盘、治疗碗、血管钳、水温计、手套、治疗巾、垫枕、石蜡油、棉签、纱块、大便器、卫生纸，必要时备屏风	6				
	患者	操作者核对患者姓名、临床诊断、介绍并解释，患者理解与配合	6				
		体位舒适合理，暴露肛门	6				
操作流程	手法	再次核对，按要求配置药液，测量药温	5	35			
		操作方法运用正确	10				
		灌肠液悬挂高度适宜	5				
		灌肠液流速适宜	2				
		药液未沾湿患者衣裤、被单，保留时间适宜	5				
	观察	观察患者反应，询问患者有无不适感	5				
	完毕	告知注意事项	3				
操作后	整理	合理安排体位，整理床单位	3	15			
		清理用物，归还原处，洗手	5				
	评价	操作手法正确、患者感受、目标达到的程度	5				
	记录	按要求记录及签名	2				
技能熟练		操作正确、熟练、轻巧	5	15			
理论提问		回答全面、正确	10				
合计			100				

考官签名：________

第十九章 中药鼻腔冲洗技术

中药鼻腔冲洗技术是用具有芳香化湿、通窍化浊功效的中药制剂进行鼻腔冲洗，以达到减轻鼻腔黏膜充血和水肿、清洁鼻腔、促进创面愈合目的的一种技术。

【适用范围】

中药鼻腔冲洗技术适用于鼻腔、鼻窦疾病，包括急慢性鼻窦炎、变应性鼻窦炎等。

【评估】

1. 治疗室环境及温度。
2. 患者主要症状、既往史、过敏史、意识状态、有无感觉迟钝或障碍。
3. 患者体质、鼻腔情况、心理状况及对该操作的接受程度。

【告知】

1. 中药鼻腔冲洗作用、操作方法。取得患者信任，嘱咐患者排空二便。
2. 冲洗时有芳香中草药味，且有轻度的不适感。
3. 冲洗时不宜说话，不宜做吞咽动作。
4. 如出现头晕等不适感或洗出液为鲜红色时不必惊慌，医务人员会妥善处理。

【物品准备】

弯盘或脸盆、冲洗器（灌肠袋）、中药冲洗液（38~40℃）、水温计、毛巾。

【基本操作方法】

1. 核对医嘱，评估患者，做好解释工作，调节室内温度。
2. 备齐用物，携至床旁。协助患者取合适体位，检查并清理鼻腔。
3. 将冲洗液悬挂在高于患者头部50cm处，排气，冲洗管前端塞入患侧前鼻孔，嘱咐患者头向前倾约30°，低头并张嘴自然呼吸，下颌接弯盘或脸盆，打开冲洗器开关，使药液缓缓地流入鼻腔，冲洗液经前鼻孔流向后鼻孔，再经另一侧鼻腔及口腔流出，将鼻腔内分泌物、痂皮冲出，换另一侧鼻孔按同样的方法进行冲洗。
4. 冲洗过程中，注意观察导管的通畅情况、洗出液颜色及患者感受，如出现头晕、面色苍白或洗出液呈鲜红色时需立即停止冲洗，立即报告医生并协助处理。
5. 冲洗完毕，嘱咐患者勿用力擤、吸鼻涕，以免用力过大引起鼻咽腔出血或造成中耳感染。
6. 清洁并擦干脸部皮肤，协助患者取舒适体位。
7. 清理用物，洗手。记录冲洗时间，洗出液颜色、性质、量及患者情况。注意观察治疗效果。

【注意事项】

1. 急性耳感染、鼻腔感染、上呼吸道感染者不宜冲洗鼻腔。
2. 鼻出血、鼻手术后 3 天内禁用冲洗鼻腔。
3. 冲洗液不宜悬挂太高，以免压力过大，使分泌物冲入咽鼓管，引发中耳炎。
4. 擤、吸鼻涕不可用力或同时压闭两侧鼻孔。
5. 冲洗时应保证冲洗导管的通畅，避免弯折导管影响冲洗压力。

【中药鼻腔冲洗技术操作流程图】

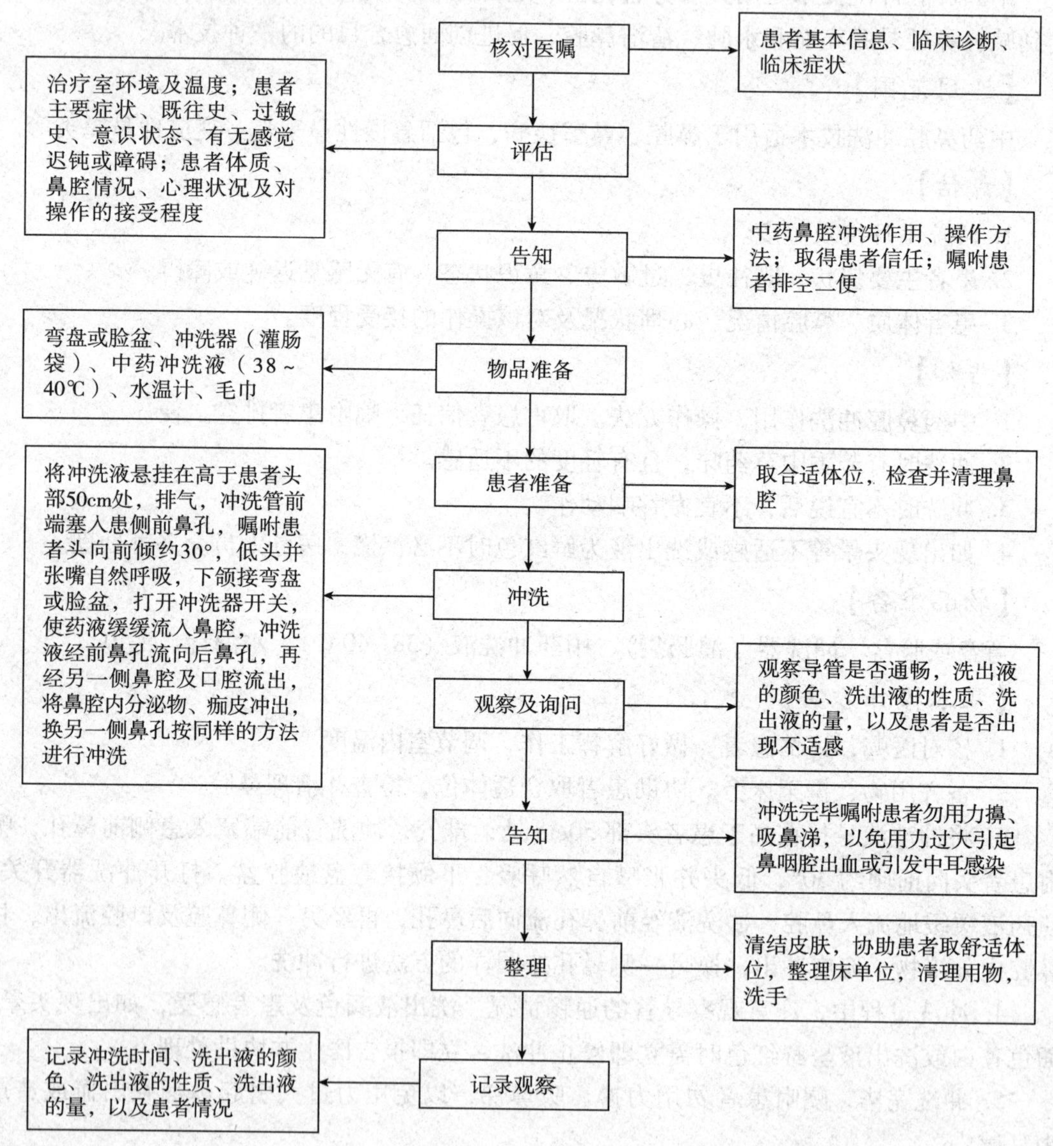

【中药鼻腔冲洗技术操作评分标准】

科室__________ 姓名__________ 考核时间__________

项目		要求	应得分		扣分	得分	说明
素质要求		仪表大方，举止端庄，态度和蔼	5	10			
		服装、鞋帽整齐	5				
操作前准备	操作者	对患者评估正确、全面	5	25			
		洗手，戴口罩	2				
	物品	弯盘或脸盆、冲洗器（灌肠袋）、中药冲洗液（38~40℃）、水温计、毛巾	6				
	患者	操作者核对姓名、诊断，介绍并解释，患者理解与配合；嘱咐患者排空二便	6				
		取合适体位	6				
操作流程	核对	再次核对、确认信息正确	10	35			
		冲洗方法正确	10				
	冲洗	冲洗药液温度适宜	3				
	观察	观察冲洗导管是否通畅，洗出液的颜色、洗出液的性质、洗出液的量，患者鼻腔有无出血或不适感	7				
	洗毕	清洁并擦干脸部皮肤	5				
操作后	整理	合理安排体位	3	15			
		清理用物，归还原处，洗手	5				
	评价	操作熟练、体位合理、患者感觉、目标达到的程度	5				
	记录	按要求记录及签名	2				
技能熟练		操作正确、熟练、轻巧	5	15			
理论提问		回答全面、正确	10				
合计			100				

考官签名：__________

第二十章　中药热奄包技术

中药热奄包技术是根据中医辨证施治的原则，依据疾病治疗的需要，选配一定的中药组成药包，经过加热后，放置人体局部或相应穴位上，使药力、热力同时自体表毛窍透入经络、血脉，从而达到温经通络、活血行气、散寒止痛、消肿化瘀等作用的一种技术。

【适用范围】

中药热奄包技术适用于慢性、寒性病证，亦适用于损伤、劳损、关节病变、神经炎、胃脘痛等。

【评估】

1. 治疗室环境及温度。
2. 患者主要症状、既往史、过敏史、是否妊娠或处于月经期。
3. 患者热敷部位的皮肤情况、体质、心理状况、对热的耐受度、进餐时间。

【告知】

1. 中药热奄包目的、操作方法。取得患者信任，嘱咐患者排空二便。
2. 餐前、餐后 30 分钟内不宜进行中药热奄包治疗。
3. 热敷过程中，若局部皮肤产生烧灼、热烫的感觉时，应立即告知护士。
4. 治疗时间一般为 15～30 分钟。
5. 热敷后注意避风，半小时内避免外出，以防受寒。

【物品准备】

治疗盘、中药热奄包、凡士林、棉签、温度计、布袋、毛巾、纱布，必要时备屏风。

【基本操作方法】

1. 核对医嘱，评估患者，做好解释工作，调节室内温度。
2. 备齐用物，携至床旁。
3. 遵照医嘱，根据热敷部位，协助患者取合理舒适体位，暴露热敷部位，注意保护患者隐私，保暖。
4. 药包温度一般以 60～70℃ 为宜，装入布袋内并用毛巾包裹，保温（40～50℃）。操作前将热奄包放置于患者热敷部位试温，询问患者是否可接受该热度。
5. 用棉签在病灶或穴位处轻涂一层凡士林，将合适温度的药袋放置此处，均匀用力，来回推熨。推熨开始用力轻而快，随着药温的降低，用力需增强，速度放缓。药袋温度过低时需及时更换药袋，操作时间一般为 15～30 分钟。
6. 观察患者局部皮肤的情况，询问有无不适感。
7. 操作完毕，清洁局部皮肤，协助着衣，注意避风。安置舒适体位，清理用物，整理床单位。

8. 观察疗效，做好记录。

【注意事项】

1. 热敷过程中，保持药袋的温度，冷却后需及时更换或加热。

2. 热敷温度需适宜，对于糖尿病患者、老年人、婴幼儿、感觉障碍者，药袋温度不宜超过50℃，以免烫伤。

3. 热敷过程中，应关闭门窗，注意保暖，避免患者感受风寒。

4. 操作者应加强巡视，随时听取患者对温度的感受，观察皮肤颜色的变化，一旦出现水疱或烫伤时应立即停止治疗，及时报告医生并配合处理。

5. 布袋用完后清洁、晒干、消毒，用具一人一份，避免交叉感染。

6. 实证者、热证者、孕妇腹部和腰骶部、严重糖尿病患者、感觉神经功能障碍者、出血性疾病患者、药物过敏者、腹部包块性质不明者禁用；大血管处、皮肤有破损处亦禁用。

【中药热奄包技术操作流程图】

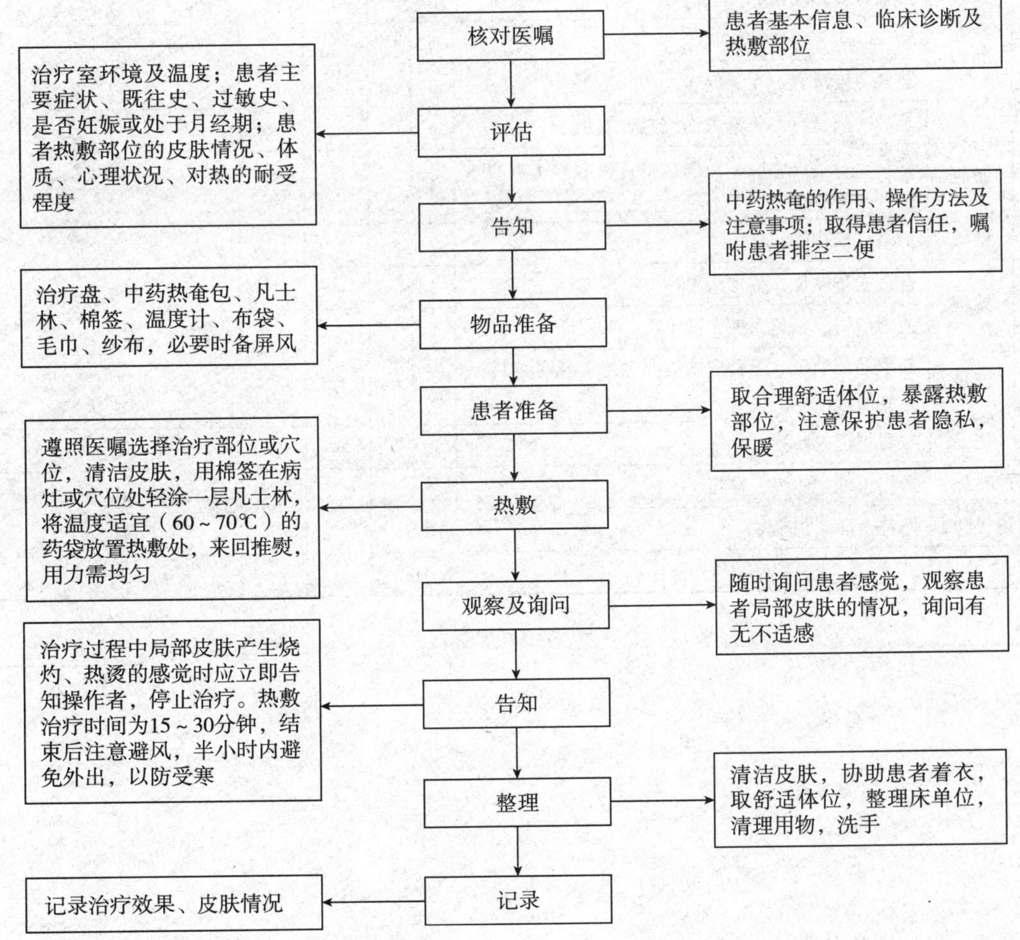

【中药热奄包技术操作评分标准】

科室________ 姓名________ 考核时间________

项目		要求	应得分		扣分	得分	说明
素质要求		仪表大方，举止端庄，态度和蔼	5	10			
		服装、鞋帽整洁	5				
操作前准备	操作者	遵照医嘱要求，对患者评估正确、全面	5	25			
		洗手，戴口罩	2				
	物品	治疗盘、中药热奄包、凡士林、棉签、温度计、布袋、毛巾、纱布，必要时备屏风	6				
	患者	操作者核对患者姓名、临床诊断，介绍并解释，患者理解与配合；嘱咐患者排空二便	6				
		体位舒适合理，暴露热敷部位，注意保护患者隐私，保暖	6				
操作流程	定位	再次核对、确定热敷部位	5	35			
	热敷	热敷方法运用正确	10				
		动作轻柔，手法娴熟	5				
		热敷温度适宜，注意保暖	3				
		热敷时间适宜，药液未沾湿患者衣物	5				
	观察	观察热敷部位的皮肤情况及患者病情变化，询问患者有无不适感	5				
	敷毕	清洁局部皮肤、擦干	2				
操作后	整理	合理安排体位，整理床单位	3	15			
		清理用物，归还原处，洗手	5				
	评价	热敷部位准确、患者皮肤情况、患者感受、目标达到的程度	5				
	记录	按要求记录及签名	2				
技能熟练		操作正确、熟练、轻巧	5	15			
理论提问		回答全面、正确	10				
合计			100				

考官签名：________

第二十一章　药物罐技术

药物罐技术是以中药浸煮的竹罐吸附于治疗部位或穴位，以达到祛风除湿、活血化瘀、散寒止痛、防治疾病目的的一种中医外治技术。

【适用范围】

药物罐技术因所用药物的不同，主治疾病也不同，临床适用范围较广，寒证、痛证、慢性虚证等可选用该技术。

【评估】

1. 治疗室环境及温度。

2. 患者主要症状、既往史、过敏史、心理状况、是否妊娠或处于月经期。

3. 患者拔罐部位的皮肤情况、体质、对温度及疼痛的耐受程度。

【告知】

1. 药物罐的作用、操作方法及注意事项。留罐时间一般为 5~8 分钟，还应考虑患者的个体差异，儿童酌情递减。取得患者信任，嘱咐患者排空二便。

2. 治疗中如出现不适，应立即告知操作者。

3. 由于罐内空气负压的作用，局部皮肤会出现与罐口大小相当的紫红色瘀斑，为正常表现，数日后可自行消除。拔罐过程中如出现小水疱不必处理，待其自行吸收；水疱较大者须做相应的处理。

4. 拔罐后可饮一杯温开水，夏季拔罐部位忌风扇或空调直吹。

5. 拔罐后 4~6 小时内不宜沐浴、游泳。

【物品准备】

治疗盘、竹罐数个、电磁炉、中药、布袋、盛药容器、镊子、毛巾、橡胶手套、治疗巾、纱块，必要时备屏风、大毛巾。

【基本操作方法】

1. 核对医嘱，评估患者，做好解释工作，调节室内温度。

2. 根据拔罐部位选择火罐的大小及数量，检查所有罐口的边缘是否光滑，有无缺损裂痕。

3. 备齐用物，携至床旁。

4. 根据拔罐部位，协助患者取合理舒适体位，充分暴露拔罐部位，注意保护患者隐私，保暖。

5. 从煮沸的中药汤剂中夹取竹罐放置毛巾上，将罐内水滴甩干，擦干其表面水分，迅速吸附于患者的治疗部位或穴位，留罐时间为5~8分钟，也可视患者耐受程度而定。

6. 观察罐体的吸附情况和皮肤颜色，及时询问有无不适，发现异常应停止操作并通知医生。

7. 一手夹持罐底，另一手按压罐口皮肤，使空气缓慢地进入罐内，顺利起罐。注意观察患者的皮肤情况。

8. 操作完毕，清洁皮肤，协助患者着衣，安置舒适体位，整理床单位。

9. 处理用物，竹罐浸泡消毒，洗手。

10. 记录留罐时间、药物、部位、治疗部位的皮肤情况。注意观察治疗效果。

【注意事项】

1. 凝血功能障碍、呼吸衰竭、心脏病、消瘦、严重水肿者禁用，孕妇的腹部、腰骶部亦禁用。

2. 拔罐时要选择适当的体位和肌肉丰满的部位，骨骼凹凸不平或毛发较多的部位均不适宜拔罐。

3. 竹罐用于颜面部、儿童及年老体弱者，其吸附力不宜过大。

4. 根据不同的部位选择大小适宜的竹罐，必须检查所用罐口边缘是否光滑，罐体有无裂痕。

5. 患者需取舒适体位，操作过程中嘱其体位保持相对固定。

6. 操作时动作必须迅速才能使竹罐吸附有力，应注意掌握竹罐的温度以免灼伤或烫伤皮肤。

7. 拔罐和留罐中需观察患者的反应，如有不适应立即起罐；严重者可让患者平卧，保暖并饮热水或糖水，报告医生对症处理。

8. 起罐后，皮肤会出现与罐口相当大小的紫红色瘀斑，为正常表现，数日后即可自行消除。如出现小水疱不必处理，待其自行吸收；水疱较大者，可由医师消毒局部皮肤后，用无菌注射器吸出水疱内液体，再覆盖消毒敷料，保持干燥，防止感染。

【药物罐技术操作流程图】

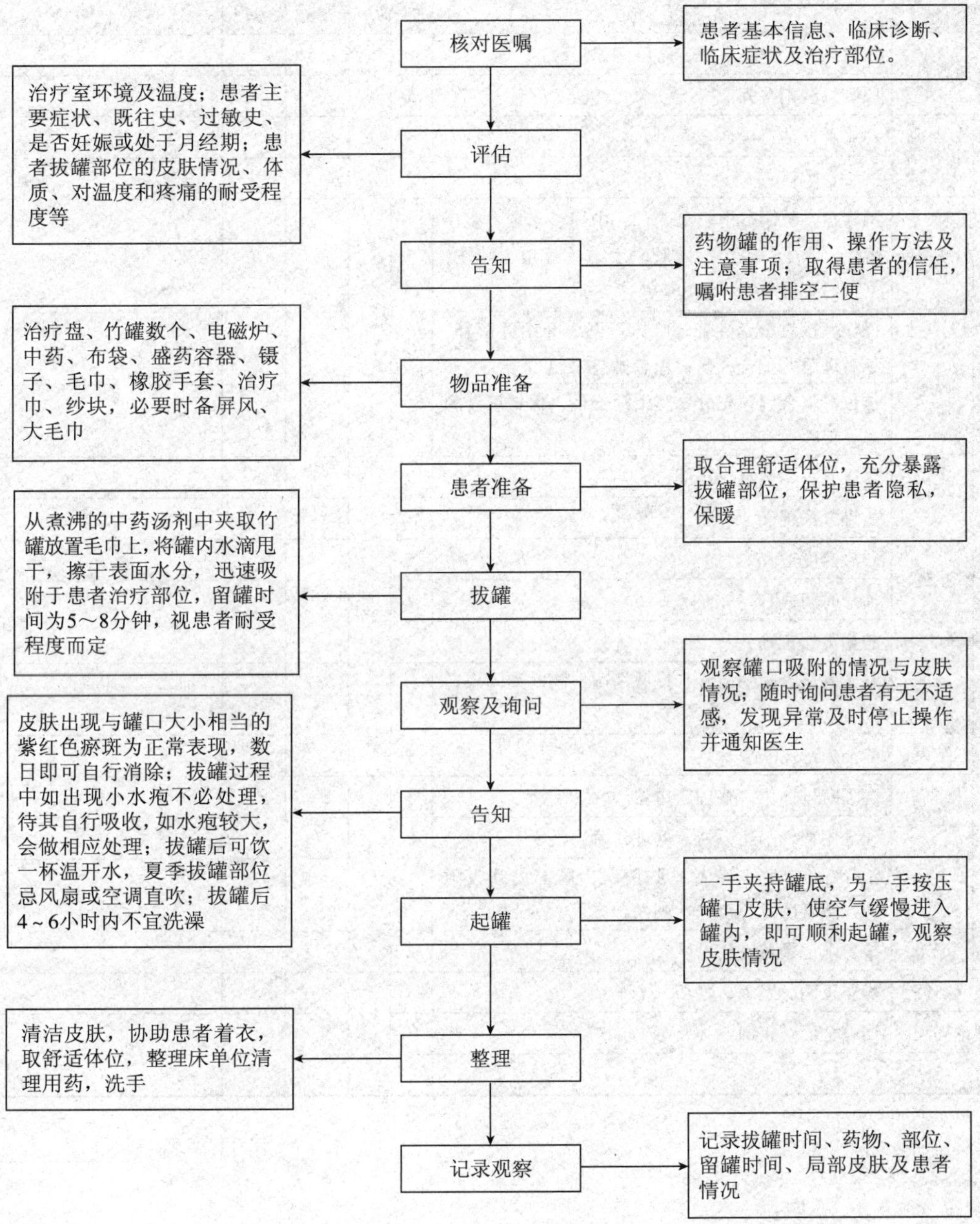
核对医嘱
患者基本信息、临床诊断、临床症状及治疗部位。
评估
治疗室环境及温度；患者主要症状、既往史、过敏史、是否妊娠或处于月经期；患者拔罐部位的皮肤情况、体质、对温度和疼痛的耐受程度等
告知
药物罐的作用、操作方法及注意事项；取得患者的信任，嘱咐患者排空二便
物品准备
治疗盘、竹罐数个、电磁炉、中药、布袋、盛药容器、镊子、毛巾、橡胶手套、治疗巾、纱块，必要时备屏风、大毛巾
患者准备
取合理舒适体位，充分暴露拔罐部位，保护患者隐私，保暖
拔罐
从煮沸的中药汤剂中夹取竹罐放置毛巾上，将罐内水滴甩干，擦干表面水分，迅速吸附于患者治疗部位，留罐时间为5～8分钟，视患者耐受程度而定
观察及询问
观察罐口吸附的情况与皮肤情况；随时询问患者有无不适感，发现异常及时停止操作并通知医生
告知
皮肤出现与罐口大小相当的紫红色瘀斑为正常表现，数日即可自行消除；拔罐过程中如出现小水疱不必处理，待其自行吸收，如水疱较大，会做相应处理；拔罐后可饮一杯温开水，夏季拔罐部位忌风扇或空调直吹；拔罐后4～6小时内不宜洗澡
起罐
一手夹持罐底，另一手按压罐口皮肤，使空气缓慢进入罐内，即可顺利起罐，观察皮肤情况
整理
清洁皮肤，协助患者着衣，取舒适体位，整理床单位清理用药，洗手
记录观察
记录拔罐时间、药物、部位、留罐时间、局部皮肤及患者情况

【药物罐技术操作评分标准】

科室________________ 姓名________________ 考核时间______________

<table>
<tr><th colspan="2">项 目</th><th>要 求</th><th colspan="2">应得分</th><th>扣分</th><th>得分</th><th>说明</th></tr>
<tr><td colspan="2" rowspan="2">素质要求</td><td>仪表大方，举止端庄，态度和蔼</td><td>5</td><td rowspan="2">10</td><td></td><td></td><td></td></tr>
<tr><td>服装、鞋帽整齐</td><td>5</td><td></td><td></td><td></td></tr>
<tr><td rowspan="5">操作前准备</td><td rowspan="2">操作者</td><td>对患者评估正确、全面</td><td>5</td><td rowspan="5">25</td><td></td><td></td><td></td></tr>
<tr><td>洗手，戴口罩</td><td>2</td><td></td><td></td><td></td></tr>
<tr><td>物品</td><td>治疗盘、竹罐数个、电磁炉、中药、布袋、盛药容器、镊子、毛巾、橡胶手套、治疗巾、纱块，必要时备屏风、大毛巾</td><td>6</td><td></td><td></td><td></td></tr>
<tr><td rowspan="2">患者</td><td>操作者核对患者姓名、临床诊断，介绍并解释，患者理解并配合；嘱咐患者排空二便</td><td>6</td><td></td><td></td><td></td></tr>
<tr><td>体位舒适合理，充分暴露治疗部位，保护患者隐私，保暖</td><td>6</td><td></td><td></td><td></td></tr>
<tr><td rowspan="7">操作流程</td><td>定位</td><td>再次核对、确定拔罐部位</td><td>5</td><td rowspan="7">35</td><td></td><td></td><td></td></tr>
<tr><td rowspan="4">拔罐</td><td>拔罐方法正确</td><td>10</td><td></td><td></td><td></td></tr>
<tr><td>竹罐温度适宜</td><td>5</td><td></td><td></td><td></td></tr>
<tr><td>治疗时间适宜</td><td>2</td><td></td><td></td><td></td></tr>
<tr><td>起罐手法正确</td><td>5</td><td></td><td></td><td></td></tr>
<tr><td>观察</td><td>观察罐口吸附的情况和皮肤情况，随时询问患者的感受</td><td>5</td><td></td><td></td><td></td></tr>
<tr><td>结束</td><td>清洁局部皮肤</td><td>3</td><td></td><td></td><td></td></tr>
<tr><td rowspan="4">操作后</td><td rowspan="2">整理</td><td>合理安排体位，整理床单位</td><td>3</td><td rowspan="4">15</td><td></td><td></td><td></td></tr>
<tr><td>清理用物，归还原处，处理竹罐，洗手</td><td>5</td><td></td><td></td><td></td></tr>
<tr><td>评价</td><td>治疗部位准确、患者皮肤情况、局部皮肤吸附力、患者感觉、目标达到的程度</td><td>5</td><td></td><td></td><td></td></tr>
<tr><td>记录</td><td>按要求记录及签名</td><td>2</td><td></td><td></td><td></td></tr>
<tr><td colspan="2">技能熟练</td><td>操作正确、熟练、轻巧</td><td>5</td><td rowspan="2">15</td><td></td><td></td><td></td></tr>
<tr><td colspan="2">理论提问</td><td>回答全面、正确</td><td>10</td><td></td><td></td><td></td></tr>
<tr><td colspan="2">合 计</td><td></td><td colspan="2">100</td><td></td><td></td><td></td></tr>
</table>

考官签名：____________

第二十二章 易罐技术

易罐是根据火罐的原理而发明的，用硅胶制作，具有结构简单、不易摔碎的特点。其通过排出罐中的空气产生负压，吸附于皮肤表面，引起局部组织充血，达到活血化瘀、祛风散寒的目的。另外，还可以利用易罐吸附力强的特点，做牵拉皮肤的运动，从而使痉挛的肌肉筋膜快速松弛。

【适用范围】

易罐技术适用于颈椎病、腰椎退行性病变、肩周炎、网球肘、膝关节骨性关节炎、头痛、面瘫、咽喉疼痛、颞颌关节炎等。

【评估】

1. 治疗室环境及温湿度。
2. 患者主要症状、既往史、凝血情况、是否妊娠或处于月经期。
3. 患者施罐处的皮肤情况、体质、心理状况、对疼痛的耐受程度。

【告知】

1. 易罐的作用、操作方法。取得患者信任，嘱咐患者排空二便。
2. 由于罐内负压的作用，治疗处可出现与罐口大小相当的紫色瘀斑，数日后可消失。治疗过程中局部皮肤可能出现水疱，如出现小水疱不必处理，可自行吸收；如水疱较大，应做相应处理。
3. 治疗后可多饮温开水促进毒素排出，治疗部位注意保暖，勿吹风受凉。

【用物准备】

易罐、石蜡油、纱布、浴巾，必要时准备屏风。

【基本操作方法】

1. 核对医嘱，评估患者，做好解释工作，调节室内温度。
2. 根据施罐部位选择易罐型号及数量，检查罐口是否光滑，有无破损。
3. 备齐用物，携至床边，协助患者取合理舒适卧位，充分暴露施罐部位，注意保护患者隐私，保暖。
4. 遵照医嘱选择易罐的吸附部位，使用负压法将易罐吸附在治疗部位或穴位，然后做相应地牵拉运动，治疗时间为5~10分钟，吸罐过程中需随时询问患者感受，观察易罐吸附的情况。
5. 治疗结束，手提易罐使空气进入罐内，顺势将罐取下。不可强行提拔取罐。
6. 操作完毕，协助患者整理衣着，清理用物，整理床单位。

7. 记录留罐时间、部位、治疗部位的皮肤情况。注意观察治疗效果。

8. 易罐的基本吸附方法有以下三种。

（1）负压法　先把易罐放在皮肤表面，用拇指按下，至易罐中央接触到表皮后再放手。

（2）中负压法　用双手把易罐捏扁后，接触到表皮后再放手。

（3）高负压法　把易罐往内翻，使易罐中央接触到表皮，再把易罐外翻，使易罐边缘紧贴皮肤后放手。

9. 易罐的进阶使用方法有以下三种。

（1）闪罐　先用手指快速地挤压易罐顶部使之变扁，松手后当易罐恢复原状，马上用拇指和食指对捏易罐的两边，使罐松下来。按照上述方法，连续在治疗部位周围重复操作，直至皮肤潮红为度。

（2）摇罐　把易罐吸附在治疗部位后，用五指轻叩在易罐的周围，然后反复左右摇动。

（3）抖拉罐　把2~6个易罐吸附在部位后，再分别用五指轻叩在易罐的周围，把两个相邻的易罐向反方向拉至皮肤绷紧，持续3~5秒，再把易罐向左右方向抖动数下，抖动的方向始终要相反。

【注意事项】

1. 皮肤过敏者和创伤者、孕妇腹部和腰骶部，治疗部位有较大的金属异物、装有心脏起搏器者不宜施罐。

2. 凝血功能障碍、呼吸衰竭、心脏病、消瘦、严重水肿者不宜施罐。

3. 根据吸附部位面积的大小选择合适的易罐，初次使用时间为2~3分钟，根据身体状况适当调整，单个部位治疗时间不宜超过5~10分钟。

4. 做拉筋治疗时，动作宜缓慢，循序渐进，配合患者的呼吸频率，以患者不产生疼痛为佳。

5. 拉罐时适当加入润滑剂，面部拉罐时吸附力不宜过大，慎防液体流入眼内。

6. 面部每2~3天治疗1次，其他部位可隔天治疗1次，或每天治疗时须避开前一天的罐印。

7. 施罐过程中要注意观察患者的反应，如有不适应立即取罐，严重者可让患者平卧保暖并饮温开水，还可揉内关、合谷等穴位。

8. 易罐使用后用75%乙醇消毒罐体，清水清洗，晾干备用。

【易罐技术操作流程图】

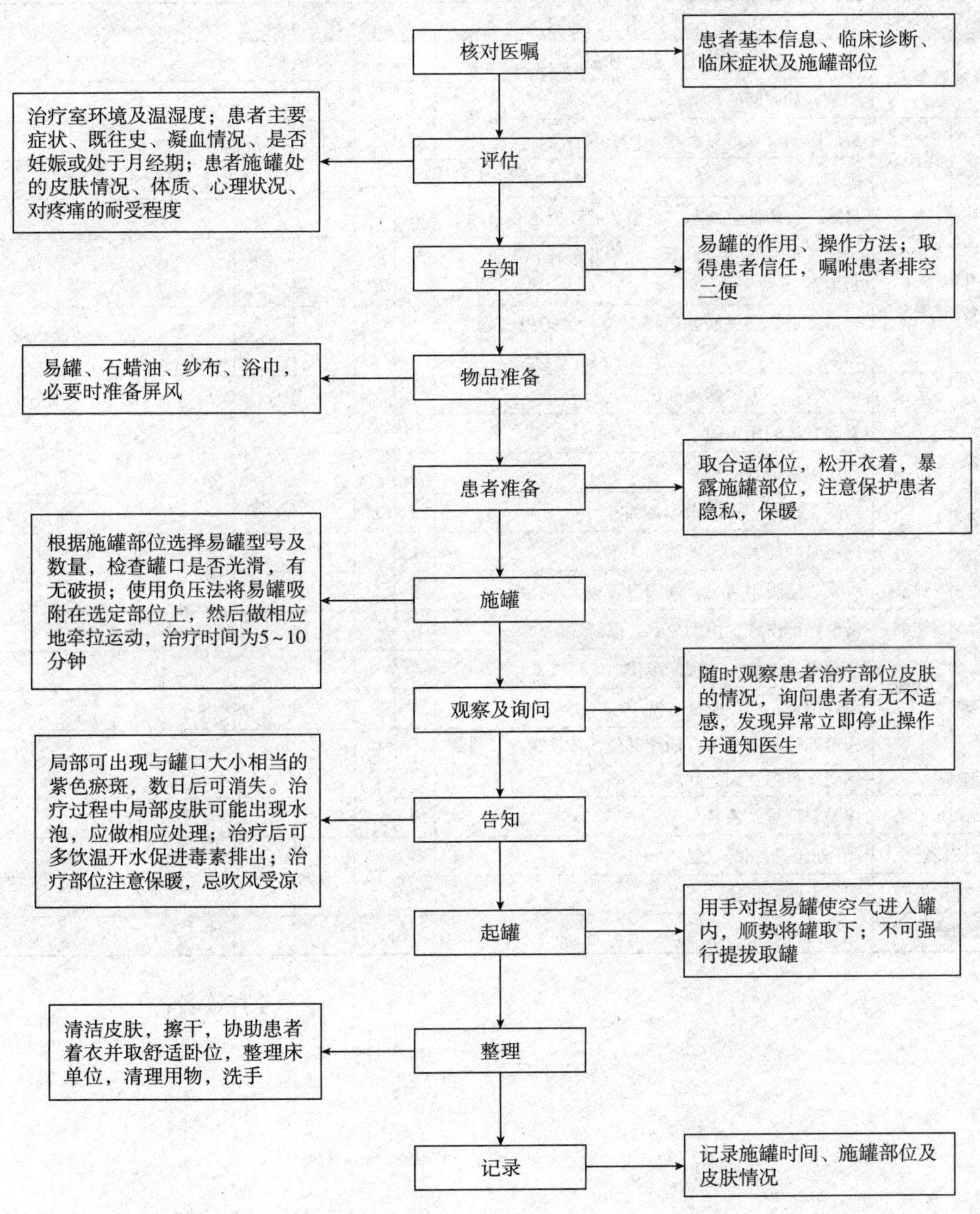
核对医嘱
患者基本信息、临床诊断、临床症状及施罐部位
评估
治疗室环境及温湿度；患者主要症状、既往史、凝血情况、是否妊娠或处于月经期；患者施罐处的皮肤情况、体质、心理状况、对疼痛的耐受程度
告知
易罐的作用、操作方法；取得患者信任，嘱咐患者排空二便
物品准备
易罐、石蜡油、纱布、浴巾，必要时准备屏风
患者准备
取合适体位，松开衣着，暴露施罐部位，注意保护患者隐私，保暖
施罐
根据施罐部位选择易罐型号及数量，检查罐口是否光滑，有无破损；使用负压法将易罐吸附在选定部位上，然后做相应地牵拉运动，治疗时间为5～10分钟
观察及询问
随时观察患者治疗部位皮肤的情况，询问患者有无不适感，发现异常立即停止操作并通知医生
告知
局部可出现与罐口大小相当的紫色瘀斑，数日后可消失。治疗过程中局部皮肤可能出现水泡，应做相应处理；治疗后可多饮温开水促进毒素排出；治疗部位注意保暖，忌吹风受凉
起罐
用手对捏易罐使空气进入罐内，顺势将罐取下；不可强行提拔取罐
整理
清洁皮肤，擦干，协助患者着衣并取舒适卧位，整理床单位，清理用物，洗手
记录
记录施罐时间、施罐部位及皮肤情况

【易罐技术操作评分标准】

科室________ 姓名________ 考核时间________

项目		要求	应得分		扣分	得分	说明
素质要求		仪表大方，举止端庄，态度和蔼	5	10			
		服装、鞋帽整洁	5				
操作前准备	操作者	遵照医嘱要求，对患者评估正确、全面	5	25			
		洗手，戴口罩	2				
	物品	易罐、石蜡油、纱布、浴巾，必要时准备屏风	6				
	患者	操作者核对姓名、诊断、介绍并解释，患者理解与配合	6				
		体位舒适合理，暴露施罐部位，保护患者隐私，保暖	6				
操作流程	定位	再次核对、确定施罐部位	5	35			
	手法	易罐方法运用正确	10				
		环境温度适宜	2				
		闪罐、拉罐、抖罐操作熟练	8				
		施罐时间适宜	2				
	观察	观察易罐吸附情况，询问患者有无不适感	5				
	结束	清洁局部皮肤，协助更衣，取舒适卧位	3				
操作后	整理	合理安排体位，整理床单位	3	15			
		清理用物，归还原处，洗手	5				
	评价	施罐部位准确、患者治疗部位的皮肤情况、患者感受、目标达到的程度	5				
	记录	按要求记录及签名	2				
技能熟练		操作正确、熟练、轻巧	5	15			
理论提问		回答全面、正确	10				
合计			100				

考官签名：________

第二十三章 中药熏药技术

中药熏药技术是通过药物的热辐射作用，使患者局部血管扩张，血液循环改善。药物经熏煮后作用于人体，其挥发性成分透皮吸收，局部可保持较高的药物浓度，能长时间发挥作用，对改善血管的通透性和血液循环，加快代谢产物的排泄，促进炎性致痛因子吸收，提高人体免疫力，促进功能恢复具有积极的作用。

【适用范围】

中药熏药技术适用于腰椎间盘突出、骨性关节炎、肩周炎、类风湿关节炎、风湿寒性关节痛、强直性脊柱炎。

【评估】

1. 治疗室环境及温度。
2. 患者主要症状、既往史、药物过敏史、是否妊娠或处于月经期。
3. 患者熏药部位的皮肤情况、对温度的耐受程度、进餐时间。

【告知】

1. 餐前、餐后 30 分钟内不宜进行中药熏药治疗。中药熏药的作用、操作方法及注意事项。取得患者信任，嘱咐患者排空二便。
2. 以微微汗出为宜，如出现不适感应及时告知护士。
3. 中药熏药时间为 30 分钟。
4. 熏药前应饮用温开水 200mL，避免出汗过多引起脱水。
5. 熏药完毕，注意保暖，忌风寒刺激。

【物品准备】

中药熏药床、中药液、大毛巾、一次性垫单，必要时准备屏风。

【基本操作方法】

1. 核对医嘱，评估患者，做好解释工作，调节室内温度。
2. 熏药床铺一次性垫单，暴露患者熏药部位。
3. 调节好治疗所需温度，一般调为 40～45℃为宜。调节治疗时间为 30 分钟，按开始键工作，计时时间开始倒计时。
4. 观察患者的反应，若感到不适感需立即停止治疗。
5. 操作完毕，清洁局部皮肤，用干毛巾擦干皮肤，协助患者整理衣物，注意避风，整理床单位，清理用物，洗手。
6. 记录熏药时间、部位及皮肤情况。注意观察治疗效果。

【注意事项】

1. 如治疗过程中出现心慌、头晕等不适感，应当停止熏药治疗，卧床休息。
2. 冬季熏药治疗后，走出室外需注意保暖。
3. 治疗时间不宜超过 30 分钟。
4. 儿童和老年人薰药治疗需有专人陪护。
5. 治疗过程中，温度不可过高，避免患者被烫伤。
6. 告知患者治疗过程中不可擅自调节温度。

【中药熏药技术操作流程图】

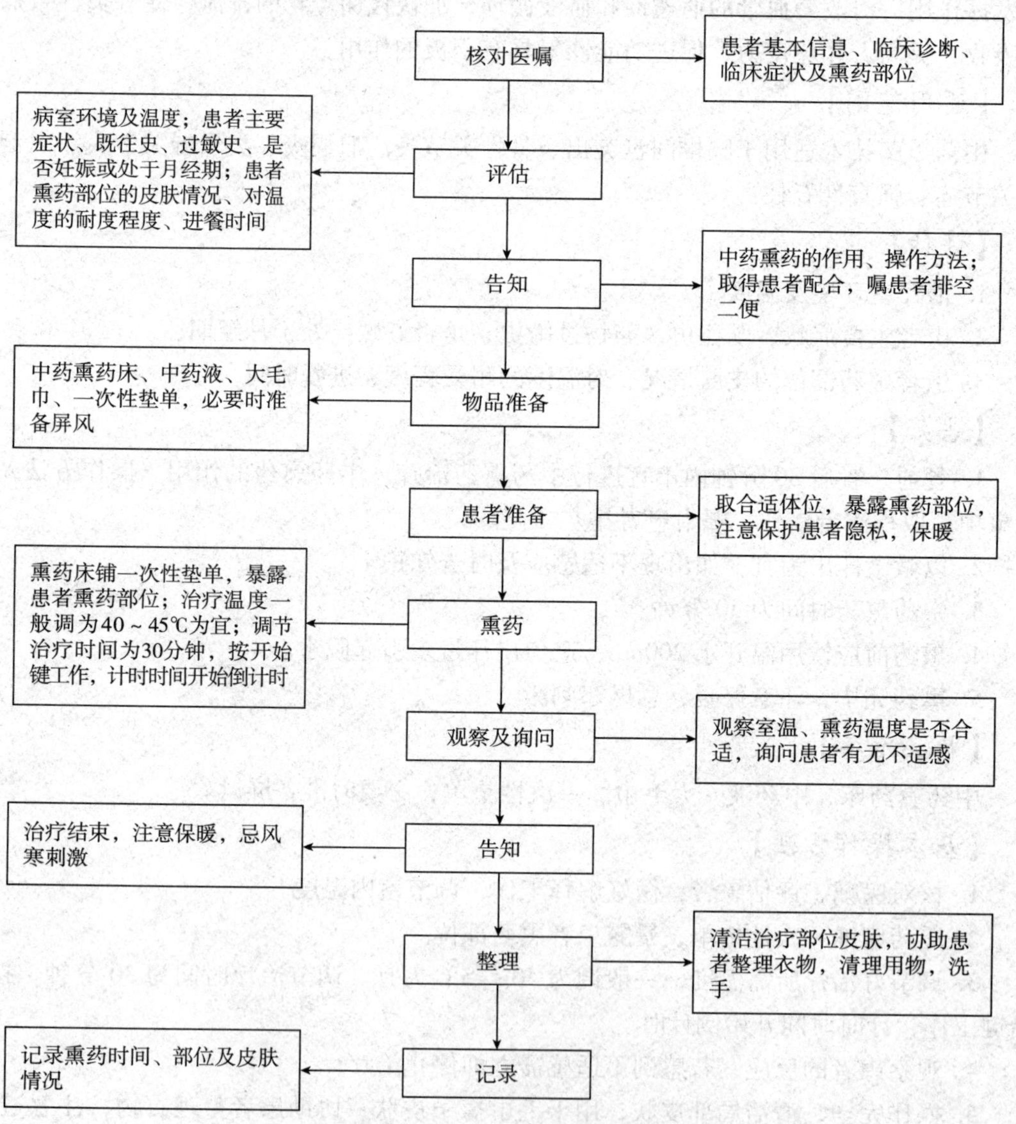

【中药熏药技术操作评分标准】

科室：________ 姓名：________ 考核时间：________

项 目		要 求	应得分		扣分		得分	说明
素质要求		仪表大方，举止端庄，态度和蔼	5	10				
		服装、鞋帽整洁	5					
操作前准备	操作者	遵照医嘱要求，对患者评估正确、全面	5	25				
		洗手，戴口罩	2					
	物品	中药熏药床、中药液、大毛巾、一次性垫单，必要时准备屏风	3					
	仪器	检查机器性能是否正常	3					
	患者	操作者核对姓名、诊断、介绍并解释，取得患者理解与配合。	6					
		体位舒适合理，暴露熏药部位，保暖	6					
操作流程	定位	再次核对、确定熏药部位	5	35				
	操作	熏药方法运用正确	6					
		熏药温度适宜	5					
		熏药治疗体位适宜	6					
		熏药时间适宜	5					
	观察	观察熏药温度及病情变化，询问患者有无不适感	5					
	结束	清洁局部皮肤、擦干	3					
操作后	整理	协助患者衣物，整理床单位	3	15				
		清理用物，洗手	5					
	评价	治疗操作准确、患者治疗部位的皮肤情况、患者感受、目标达到的程度	5					
	记录	按要求记录并签名	2					
技能熟练		操作正确、熟练、轻巧	5	15				
理论提问		回答全面、正确	10					
合 计			100					

考官签名：________

第二十四章 子午流注（灵龟八法）技术

子午流注（灵龟八法）技术是根据人体气血在经脉中循行时盛衰开阖的不同，以十二经络的肘膝关节下特指的五腧穴为基础，配合日与时的天干地支依时取穴的原则选穴，使用治疗仪刺激所选穴位，达到疏通经络、改善血液循环、平衡阴阳、增强免疫力、防病治病目的的一项技术。

【适用范围】

子午流注（灵龟八法）技术适用于脑血管疾病、头痛、失眠、胃痛、关节痛等。

【评估】

1. 治疗室环境及温度。
2. 患者主要症状、既往史。
3. 患者治疗部位的皮肤情况、心理状况、有无感觉迟钝或障碍。

【告知】

1. 子午流注（灵龟八法）的作用、操作方法及注意事项。取得患者信任，嘱咐患者排空二便。
2. 治疗时间为 20 分钟。
3. 治疗过程中忌变换体位，防止治疗头脱落或移位。

【物品准备】

子午流注治疗仪、耦合剂、固定带、纱布。

【基本操作方法】

1. 核对医嘱，评估患者，做好解释工作，调节室内温度。
2. 备齐用物，携至床旁。
3. 协助患者取合理、舒适体位，暴露治疗部位，注意保暖。
4. 连接电源，打开电源开关，治疗头涂抹耦合剂；正确取穴，清洁皮肤，使用固定带将治疗头固定在相应的穴位上；根据病情和年龄选择治疗方案、治疗间隔时间、超声强度、波形及治疗时间，并按开始键工作。
5. 观察患者的反应，若感到不适需立即停止治疗。
6. 检查固定带有无松脱。
7. 操作完毕，取下治疗头，关闭电源。清洁患者局部皮肤，协助着衣，注意避风，清理用物，整理床单位。
8. 记录治疗时间、部位。注意观察治疗效果。

【注意事项】

1. 所用物品需清洁消毒，避免交叉感染。

2. 糖尿病、感觉障碍患者需降低超声强度和缩短治疗时间，防止烫伤，治疗强度以患者耐受为度。

3. 妥善固定治疗头，固定带松紧合适，防止脱落或移位。

4. 安装心脏起搏器、体内有金属植入物、恶性肿瘤、严重感染、结核病、贫血、妊娠或处于月经期、曾经手术及骨折部位须在医师指导下使用。

【超声子午流注（灵龟八法）技术操作流程图】

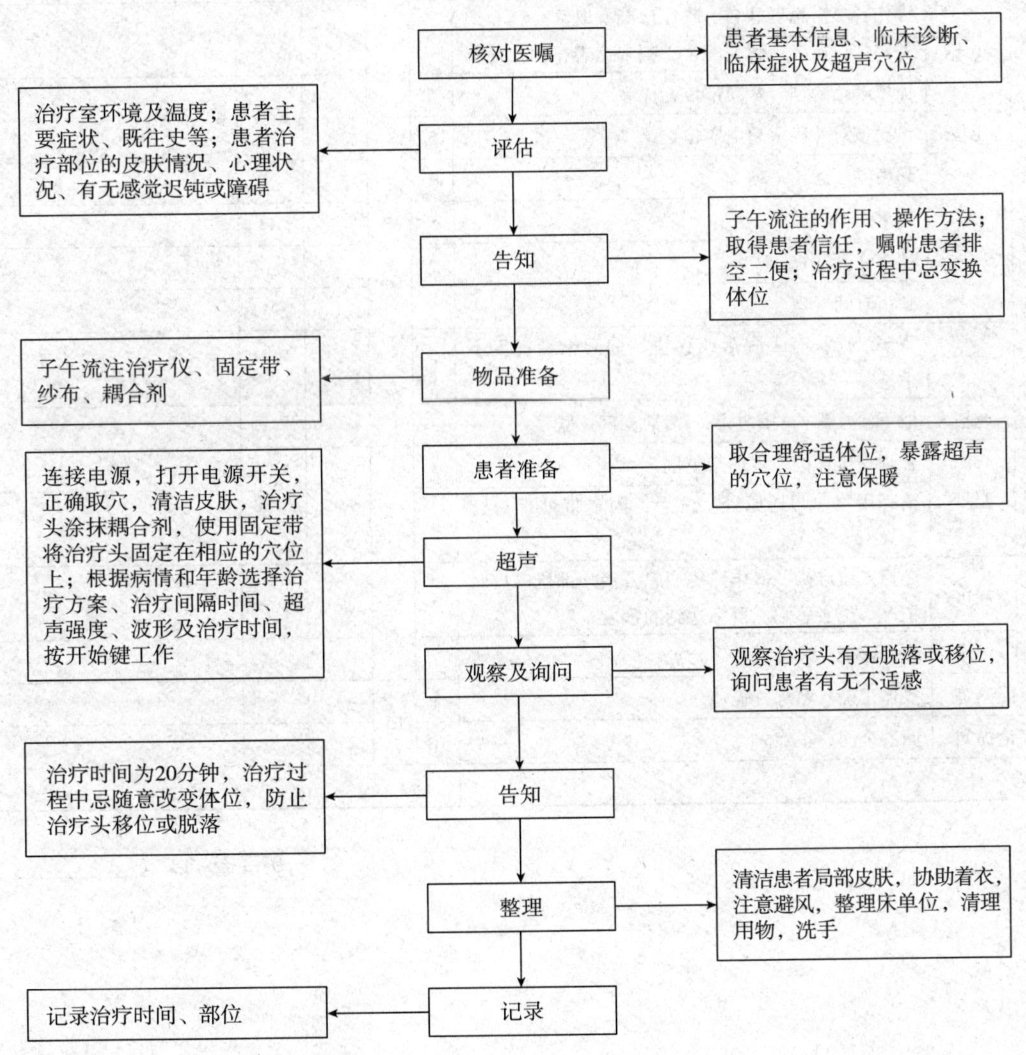

【超声子午流注（灵龟八法）技术操作评分标准】

科室________ 姓名________ 考核时间________

<table>
<tr><th colspan="2">项　目</th><th>要　求</th><th colspan="2">应得分</th><th>扣分</th><th>得分</th><th>说明</th></tr>
<tr><td colspan="2" rowspan="2">素质要求</td><td>仪表大方，举止端庄，态度和蔼</td><td>5</td><td rowspan="2">10</td><td></td><td></td><td></td></tr>
<tr><td>服装、鞋帽整洁</td><td>5</td><td></td><td></td><td></td></tr>
<tr><td rowspan="7">操作前准备</td><td rowspan="2">操作者</td><td>遵照医嘱要求，对患者评估正确、全面</td><td>5</td><td rowspan="7">25</td><td></td><td></td><td></td></tr>
<tr><td>洗手，戴口罩</td><td>2</td><td></td><td></td><td></td></tr>
<tr><td>物品</td><td>子午流注治疗仪、固定带、纱布、耦合剂</td><td>5</td><td></td><td></td><td></td></tr>
<tr><td>仪器</td><td>检查仪器性能是否正常</td><td>3</td><td></td><td></td><td></td></tr>
<tr><td rowspan="2">患者</td><td>操作者核对患者姓名、临床诊断、既往史，介绍并解释，患者理解与配合；嘱咐患者排空二便</td><td>5</td><td></td><td></td><td></td></tr>
<tr><td>体位舒适合理，暴露部位，保暖</td><td>5</td><td></td><td></td><td></td></tr>
<tr><td rowspan="7">操作流程</td><td>定位</td><td>再次核对、确定超声穴位</td><td>5</td><td rowspan="7">35</td><td></td><td></td><td></td></tr>
<tr><td rowspan="4">手法</td><td>超声方法运用正确</td><td>10</td><td></td><td></td><td></td></tr>
<tr><td>超声穴位正确</td><td>5</td><td></td><td></td><td></td></tr>
<tr><td>超声强度适宜</td><td>2</td><td></td><td></td><td></td></tr>
<tr><td>超声时间合理</td><td>5</td><td></td><td></td><td></td></tr>
<tr><td>观察</td><td>观察治疗头有无脱落或移位，询问患者有无不适感</td><td>5</td><td></td><td></td><td></td></tr>
<tr><td>超毕</td><td>取下治疗头，关闭电源，清洁局部皮肤</td><td>3</td><td></td><td></td><td></td></tr>
<tr><td rowspan="4">操作后</td><td rowspan="2">整理</td><td>合理安排体位，整理床单位</td><td>3</td><td rowspan="4">15</td><td></td><td></td><td></td></tr>
<tr><td>清理用物，归还原处，洗手；固定带处理符合要求</td><td>5</td><td></td><td></td><td></td></tr>
<tr><td>评价</td><td>超声穴位准确、操作熟练、患者治疗部位的皮肤情况、患者感觉、目标达到的程度</td><td>5</td><td></td><td></td><td></td></tr>
<tr><td>记录</td><td>按要求记录及签名</td><td>2</td><td></td><td></td><td></td></tr>
<tr><td colspan="2">技能熟练</td><td>操作正确、熟练、轻巧</td><td>5</td><td rowspan="2">15</td><td></td><td></td><td></td></tr>
<tr><td colspan="2">理论提问</td><td>回答全面、正确</td><td>10</td><td></td><td></td><td></td></tr>
<tr><td colspan="2">合　计</td><td></td><td colspan="2">100</td><td></td><td></td><td></td></tr>
</table>

考官签名：________

第二十五章 肾病治疗仪技术

肾病治疗仪技术是应用红外照射技术和超低频数控电脉冲技术，根据中医辨证论治的原则，通过照射和刺激人体穴位，全面调节人体免疫机能，抑制变态反应而达到治疗的效果。对改善肾功能，缓解肾病临床症状，补肾壮阳，防病抗衰等有独特的疗效。

【适用范围】

肾病治疗仪技术适用于肾病，如急慢性肾炎、肾病综合征、尿路感染等。

【评估】

1. 治疗室环境及温度。

2. 患者主要症状、既往史、过敏史、是否妊娠或处于月经期。

3. 患者治疗部位的皮肤情况体质、心理状况、对温度及疼痛的耐受程度、进餐时间。

【告知】

1. 肾病治疗仪的作用、操作方法。取得患者信任，嘱咐患者排空二便。

2. 餐前、餐后30分钟内不宜进行治疗。

3. 避免烫伤。

4. 治疗时间为30分钟。

【物品准备】

棉签、弯盘、肾病治疗仪、一次性电极片、纱布。

【基本操作方法】

1. 核对医嘱，评估患者，做好解释工作，调节室内温度

2. 备齐用物，携至床旁。用纱布清洁皮肤，协助患者取合理舒适体位，注意保护患者隐私，保暖。

3. 接通电源并遵医嘱选择穴位，电极片贴于相应的穴位上。取曲池、关元、足三里、阴陵泉、三阴交、太溪、涌泉等穴位。

4. 红外线照射时，暴露治疗部位的皮肤，灯距约为30cm，避免烫伤。

5. 在触摸屏幕中选择治疗的穴位并设置治疗的强度，设置完毕后按开始键治疗。

6. 感觉疼痛或身体不适时，应重新设置治疗强度或立即停止，协助患者卧床休息。

7. 操作完毕，取下电极片，关闭电源。清洁患者皮肤，协助其着衣，注意避风，整理床单位，清理用物，洗手。

8. 记录治疗时间、部位。注意观察治疗效果。

【注意事项】

1. 严重心脏病患者、安装心脏起博器者、孕妇禁用。
2. 电极片安放时应避开皮肤破损或感染处、皮下出血部位。
3. 治疗部位必须保持干燥。
4. 操作者应加强巡视，注意观察患者有无不适感。
5. 餐前、餐后 30 分钟不宜治疗。

【肾病治疗仪技术操作流程图】

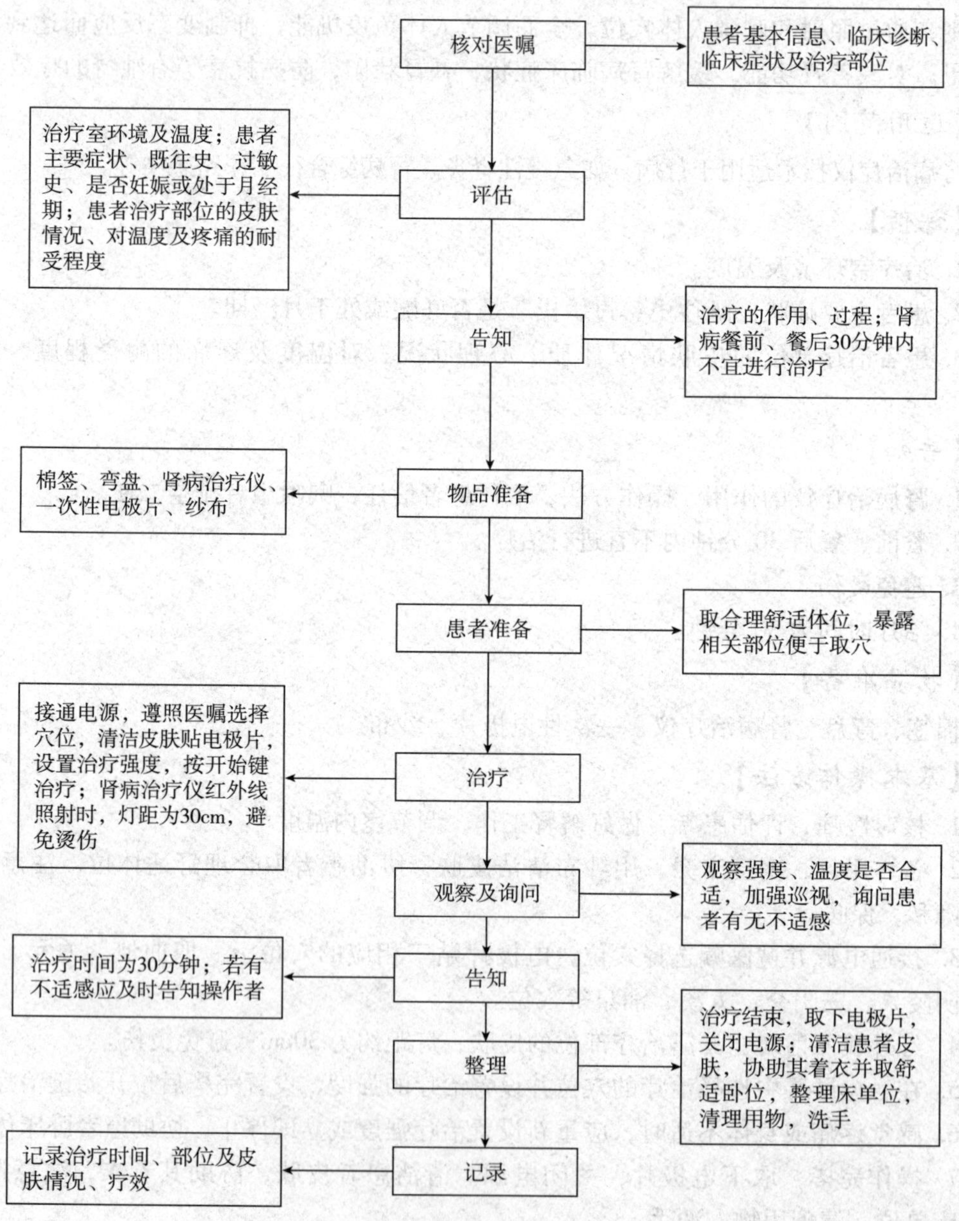

【肾病治疗仪技术操作评分标准】

科室________________　姓名________________　考核时间______________

项目		要求	应得分		扣分	得分	说明
素质要求		仪表大方，举止端庄，态度和蔼	5	10			
		服装、鞋帽整齐	5				
操作前准备	操作者	遵照医嘱要求，对患者评估正确，全面	5	25			
		洗手，戴口罩	2				
	物品	棉签、弯盘、肾病治疗仪、一次性电极片、纱布	5				
	仪器	检查仪器性能是否正常	3				
	患者	操作者核对患者姓名、临床诊断、介绍并解释，患者理解与配合	5				
		体位舒适合理	5				
操作流程	定位	量取患者同身寸	5	35			
		选定穴位正确	5				
	皮肤清洁	再次核对穴位后，用纱布擦拭穴位及皮肤	3				
	贴膜	接通电源，贴电极片顺序、位置正确，调节强度合适	15				
	观察	观察局部皮肤情况，穴位有无刺痛等不适感	2				
	结束	关仪器顺序正确，告知注意事项	5				
操作后	整理	合理安排体位，整理床单位	3	15			
		清理用物，物品处理符合要求，洗手	5				
	评价	选穴准确、操作熟练、体位合理、患者感觉、目标达到的程度	5				
	记录	按要求记录及签名	2				
技能熟练		操作熟练、轻巧，选穴正确	5	15			
理论提问		回答全面、正确	10				
合计			100				

考官签名：____________

第二十六章　直流电药物离子导入技术

直流电药物离子导入技术是应用浸有中草药的电极板，放置在人体相应的穴位上，以音频电疗机为工具，利用直流电场的作用，使中药液药物离子经过穴位处皮肤或黏膜进入到人体组织间隙，使药物直接作用于患处，达到消炎、消肿、镇痛、疏通经络、松解黏连、调节和改善局部血液循环的目的。

【适用范围】

直流电药物离子导入技术适用于内科、外科、妇科、骨伤科等多种疾病。

【评估】

1. 治疗室环境及温度。
2. 患者主要症状、既往史、过敏史。
3. 患者意识、活动能力、有无感觉迟钝或障碍。
4. 患者治疗穴位的皮肤情况，皮肤有无破损、皮疹、过敏反应。
5. 患者体质、心理状况、对电刺激的耐受程度。

【告知】

1. 直流电药物离子导入的治疗作用、操作过程。取得患者信任，嘱咐患者排空二便。
2. 治疗过程中如出现蚁爬感或蚁咬感属于正常现象，如出现刺痛或灼痛感，应及时告诉操作者调整。
3. 治疗时嘱咐患者勿随意移动仪器，若电极板滑脱于衬垫外直接接触皮肤时，如电流强度过大，可能会引起电灼伤。如有电灼伤可按烧伤处理，注意预防感染。

【物品准备】

直流电药物离子导入仪、生理盐水、药物、纱块、注射器、导入带（根据治疗部位的大小准备）、砂轮，必要时准备电插板。

【基本操作方法】

1. 核对医嘱，评估患者，做好解释工作，调节室内温度。
2. 备齐用物，携至床旁，检查局部皮肤，取合理舒适体位，保护患者隐私，保暖。
3. 检查直流电药物离子导入仪性能，开启仪器开关，按要求将电极板贴于治疗部位，使用导入带固定电极板，防止电极板位置偏移。治疗部位需放置用药液浸湿的药物衬垫。
4. 根据患者疼痛的部位和性质选择相应的治疗方案。治疗前应明确所用中药的有效成分，测定其是否可电离及具有极性，明确药液的配制方法。

5. 治疗过程中应随时询问患者的感觉，检查电极板有无松脱式直接接触患者皮肤。做好保护措施，防止药物外渗弄湿患者衣服。

6. 治疗结束，先撤走电极板，再关闭电源。禁止直接关闭电源引起患者出现触电感。

【注意事项】

1. 高热，妊娠，带有心脏起搏器，局部皮肤有破损、皮疹、过敏反应者禁用。
2. 导电板一定要垫好纱块，不能直接接触患者的皮肤，以免灼伤。
3. 导入带松紧要适宜，避免患者有勒紧感，又要防止导电板脱落。
4. 治疗过程中嘱咐患者勿说话，勿移动头颈部，避免导电板移位灼伤皮肤。
5. 治疗过程中应随时询问患者感受，及时调整电流强度，调节治疗强度应缓慢进行。

【直流电药物离子导入技术操作流程图】

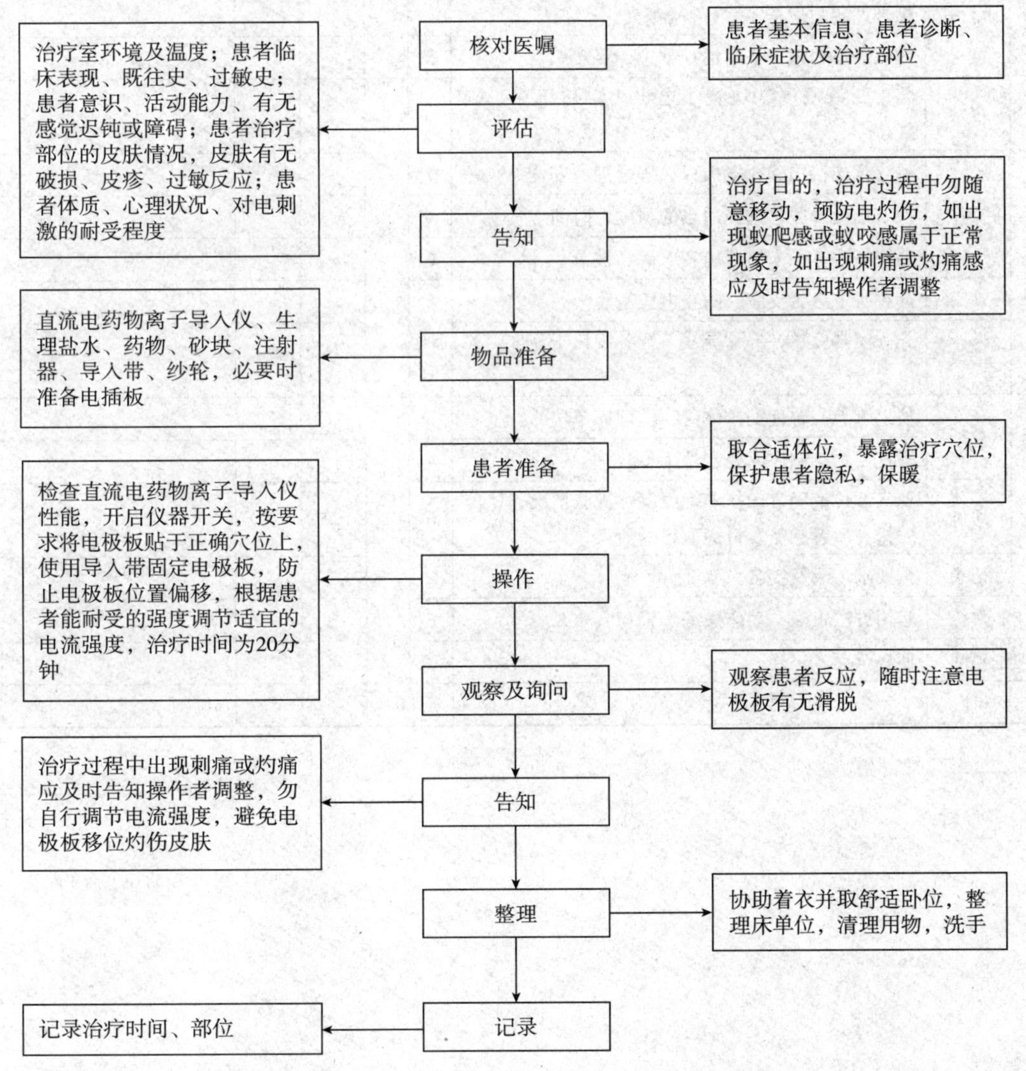

【直流电药物离子导入技术操作评分标准】

科室：＿＿＿＿＿＿ 姓名：＿＿＿＿＿＿ 考核时间：＿＿＿＿＿＿

<table>
<tr><th colspan="2">项 目</th><th>要 求</th><th colspan="2">应得分</th><th>扣分</th><th>得分</th><th>说明</th></tr>
<tr><td colspan="2" rowspan="2">素质要求</td><td>仪表大方，举止端庄，态度和蔼</td><td>5</td><td rowspan="2">10</td><td></td><td></td><td></td></tr>
<tr><td>服装、鞋帽整洁</td><td>5</td><td></td><td></td><td></td></tr>
<tr><td rowspan="6">操作前准备</td><td rowspan="2">操作者</td><td>遵照医嘱要求，对患者评估正确、全面</td><td>5</td><td rowspan="6">25</td><td></td><td></td><td></td></tr>
<tr><td>洗手，戴口罩</td><td>2</td><td></td><td></td><td></td></tr>
<tr><td>物品</td><td>直流电药物离子导入仪、生理盐水、药物、砂块、注射器、导入带、砂轮，必要时准备电插板</td><td>5</td><td></td><td></td><td></td></tr>
<tr><td>仪器</td><td>检查仪器性能是否正常</td><td>3</td><td></td><td></td><td></td></tr>
<tr><td rowspan="2">患者</td><td>操作者核对患者姓名、临床诊断，介绍并解释，患者理解与配合</td><td>5</td><td></td><td></td><td></td></tr>
<tr><td>体位舒适合理，暴露治疗部位，保暖</td><td>5</td><td></td><td></td><td></td></tr>
<tr><td rowspan="6">操作流程</td><td>定穴</td><td>将中药液浸湿纱块置于电极上，贴压在正确穴位</td><td>6</td><td rowspan="6">35</td><td></td><td></td><td></td></tr>
<tr><td rowspan="3">操作</td><td>治疗仪连接正确，电极板放置合理、安全</td><td>7</td><td></td><td></td><td></td></tr>
<tr><td>调节幅度开关，选择适当的强度、时间</td><td>6</td><td></td><td></td><td></td></tr>
<tr><td>药液量适宜，未沾湿患者衣裤、被单</td><td>6</td><td></td><td></td><td></td></tr>
<tr><td>观察</td><td>巡视听取患者反应，防止电极滑脱</td><td>5</td><td></td><td></td><td></td></tr>
<tr><td>结束</td><td>先关闭强度钮，拆除导线，置各旋钮于0位，关电源</td><td>5</td><td></td><td></td><td></td></tr>
<tr><td rowspan="4">操作后</td><td rowspan="2">整理</td><td>协助衣着，合理安排体位，整理床单位</td><td>3</td><td rowspan="4">15</td><td></td><td></td><td></td></tr>
<tr><td>整理用物，归还原处，洗手</td><td>4</td><td></td><td></td><td></td></tr>
<tr><td>评价</td><td>取穴部位准确、操作熟练程度、皮肤情况、体位安排、患者感受及目标取得的效果</td><td>6</td><td></td><td></td><td></td></tr>
<tr><td>记录</td><td>按要求记录及签名</td><td>2</td><td></td><td></td><td></td></tr>
<tr><td colspan="2">技能熟练</td><td>运用方法正确，动作熟练、轻巧</td><td>5</td><td rowspan="2">15</td><td></td><td></td><td></td></tr>
<tr><td colspan="2">理论提问</td><td>回答全面、正确</td><td>10</td><td></td><td></td><td></td></tr>
<tr><td colspan="2">合 计</td><td></td><td colspan="2">100</td><td></td><td></td><td></td></tr>
</table>

考官签名：＿＿＿＿＿＿

第二十七章　中药封包治疗仪技术

中药封包治疗仪是以传统中医理论为基础，利用现代医疗科技手段，将中医外治与现代康复、亚纳米、智能控制等多项技术相结合，研制而成的智能新型中医治疗仪。它通过远红外线和复合磁场的共同作用，使活化物质有效地通过皮肤，直接作用于病灶，充分发挥其活血通络、祛风除湿、消肿止痛、强筋壮骨、降糖消渴、行气消胀、散寒调经等功效。

【适用范围】

中药封包治疗仪适用于由风寒湿痹引起的关节冷痛、酸胀、麻木，亦适用于由脾胃虚寒所致的胃脘疼痛、腹痛腹泻；其对颈椎病、肩周炎、关节炎、腰椎间盘突出、外伤肿痛、腰肌劳损、月经不调、乳腺增生、盆腔炎、前列腺疾病等病证有治疗和辅助治疗的作用。

【评估】

1. 治疗室环境及温度。
2. 患者主要症状、既往史、过敏史、是否妊娠或处于月经期。
3. 患者治疗部位皮肤有无破损、皮疹、过敏反应。
4. 患者体质、心理状况、对温度的耐受程度、进餐时间。

【告知】

1. 空腹及餐后 30 分钟内不宜进行治疗。取得患者信任，嘱咐患者排空二便。
2. 感觉局部温度以温热为宜，温度为 40～46℃。如出现温度过高或心慌不适感应及时告知护士。
3. 中药封包治疗时间为 30～40 分钟，每天一次。

【物品准备】

一次性垫单、封包治疗仪、中药封包、弹性治疗带。

【基本操作方法】

1. 核对医嘱，评估患者，做好解释，调节室内温度。
2. 备齐用物，携至床旁，根据治疗部位，将中药封包放置患处，垫上一次性垫单，协助患者取合理舒适体位，必要时固定弹性治疗带，注意保暖。
3. 开启治疗仪开关，根据患者病情及对温度的耐受程度调节治疗时间及红外线温度。
4. 治疗过程中及时询问患者感觉，观察患者反应。

5. 治疗过程中检查仪器是否正常工作，各项指标有无异常。

6. 治疗结束，撤走中药封包，关闭电源，检查局部皮肤情况，安排舒适体位。

7. 操作完毕，清理用物，洗手，嘱患者注意避风保暖，多饮温开水。

8. 记录治疗时间、部位及皮肤情况。

【注意事项】

1. 恶性肿瘤、活动性结核、凝血功能障碍、孕妇腹部和腰骶部、急性扭伤 24 小时内、植入心脏起搏器、器官移植或植入金属器官者禁用。

2. 婴幼儿、年老人、皮肤感觉障碍者慎用。

3. 治疗过程中应随时询问患者感受，及时调整温度，防止烫伤。一旦出现水疱或者烫伤需及时对症处理。

4. 多饮温水利于代谢废物的排出，操作中及操作后注意保暖。

【中药封包治疗仪技术操作流程图】

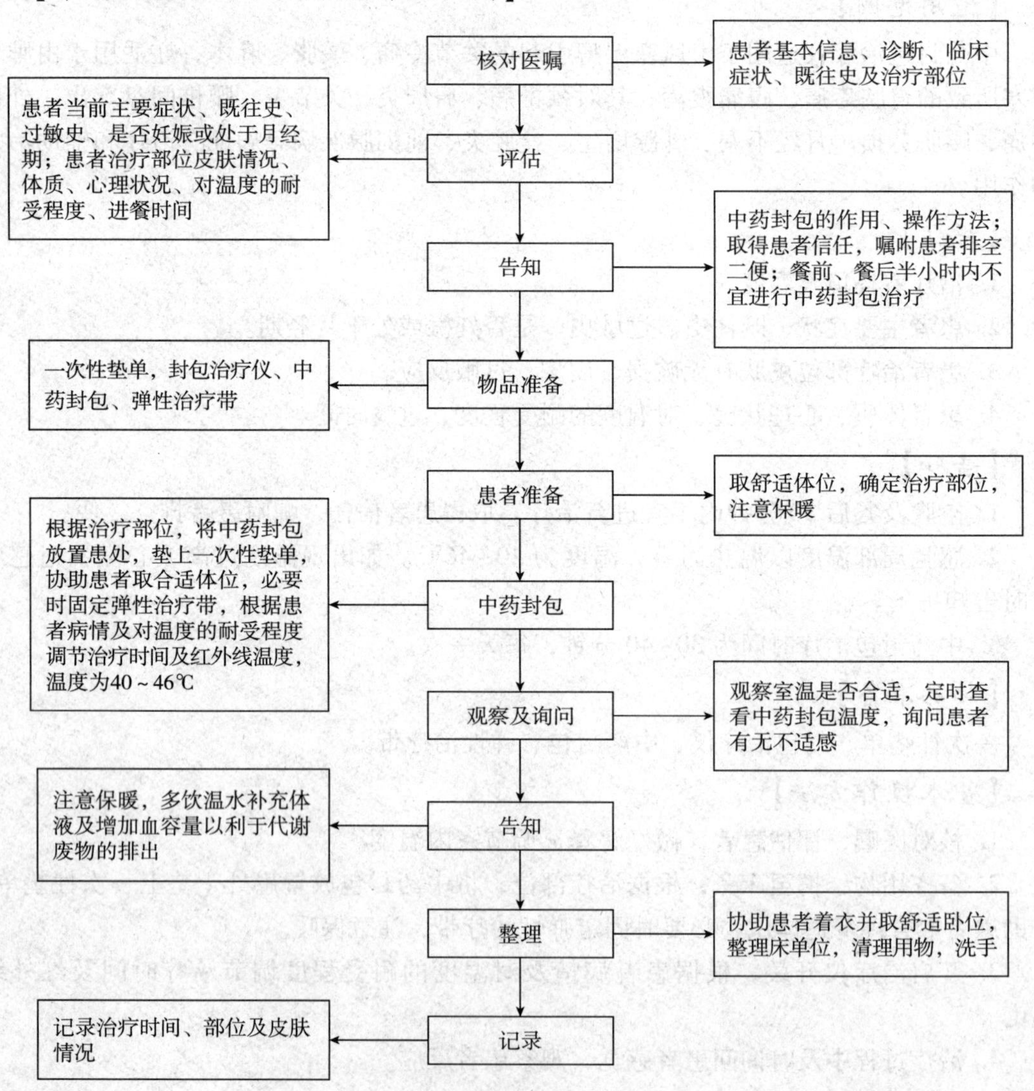

【中药封包治疗仪技术操作评分标准】

科室________ 姓名________ 考核时间________

项目		要求	应得分		扣分	得分	说明
素质要求		仪表大方，举止端庄，态度和蔼	5	10			
		服装、鞋帽整洁	5				
操作前准备	操作者	遵照医嘱要求，对患者评估正确、全面	5	25			
		洗手，戴口罩	2				
	物品	一次性垫单，封包治疗仪、中药封包、弹性治疗带	4				
	仪器	检查仪器性能	3				
	患者	操作者核对患者姓名、临床诊断、介绍并解释，患者理解与配合	6				
		体位舒适合理，核对治疗部位，保暖	5				
操作流程	定位	再次核对、确定治疗部位	5	35			
	操作	中药封包治疗仪使用方法运用正确	10				
		治疗温度适宜	5				
		治疗部位准确	2				
		患者舒适，无异常感受	5				
	观察	观察环境温度及皮肤变化，询问患者有无不适感	5				
	结束	整理衣物，查看治疗部位	3				
操作后	整理	合理安排体位，整理床单位	3	15			
		清理用物，归还原处，洗手	5				
	评价	中药封包治疗仪治疗部位准确、患者皮肤情况、患者感受、目标达到的程度	5				
	记录	按要求记录及签名	2				
技能熟练		操作正确、熟练、轻巧	5	15			
理论提问		回答全面、正确	10				
合计			100				

考官签名：________

第二十八章 中医定向透药技术

中医定向透药技术是将中药通过直流电场的作用，使药物离子经过皮肤进入人体组织间隙，使药物直接作用于病变部位或穴位，以达到疏通经络、松解黏连、调节和改善局部血液循环，以及消炎、消肿、镇痛为目的的一种技术。

【适用范围】

中医定向透药技术适用于骨关节疼痛、偏瘫恢复、扭伤、便秘、痿证等。

【评估】

1. 治疗室环境及温度。

2. 患者主要症状、临床表现、既往史、过敏史，是否妊娠或处于月经期。

3. 患者透药部位的皮肤情况，患者心理状况、对温度的耐受程度。

【告知】

1. 中医定向透药治疗目的、操作方法及注意事项。取得患者信任，嘱咐其排空二便。

2. 透药时间为20分钟。

3. 治疗过程中，勿变换体位，防止电极槽脱落或移位，避免灼烧或电击。

【物品准备】

中医定向透药治疗仪、治疗碗、浸药纱块、固定带。

【基本操作方法】

1. 核对医嘱，评估患者，做好解释工作，调节室内温度。

2. 备齐用物，携至床旁。根据透药的部位或穴位取合理舒适的体位，保护患者隐私，保暖。

3. 连接好电极线，将清洁的浸药纱块放入电极槽，妥善固定。连接电源，打开电源开关，将热度、强度按钮调至0，再将带有浸药纱块的电极槽，放置在患处或穴位处固定。调节热度按钮（0~1）、调节强度按钮（10~15），或根据患者的耐受能力调节，治疗时间为20分钟。

4. 观察患者的反应，若感到不适，应立即停止，协助患者卧床休息。

5. 操作完毕，先取下电极槽和浸药纱块，再关闭电源。清洁患者局部皮肤，协助其着衣，注意避风，安置舒适体位，清理用物。

6. 记录透药时间、部位。注意观察治疗效果。

【注意事项】

1. 所用物品需清洁消毒，避免交叉感染。

2. 糖尿病、痛温觉减退患者降低强度及热度，防烫伤。

3. 妥善固定电极槽，防止脱落或移位。

4. 安装心脏起搏器和患有恶性肿瘤患者禁做此项治疗，体内有金属植入物的，不可将电极槽在植入处交叉放置。

【中医定向透药技术操作流程图】

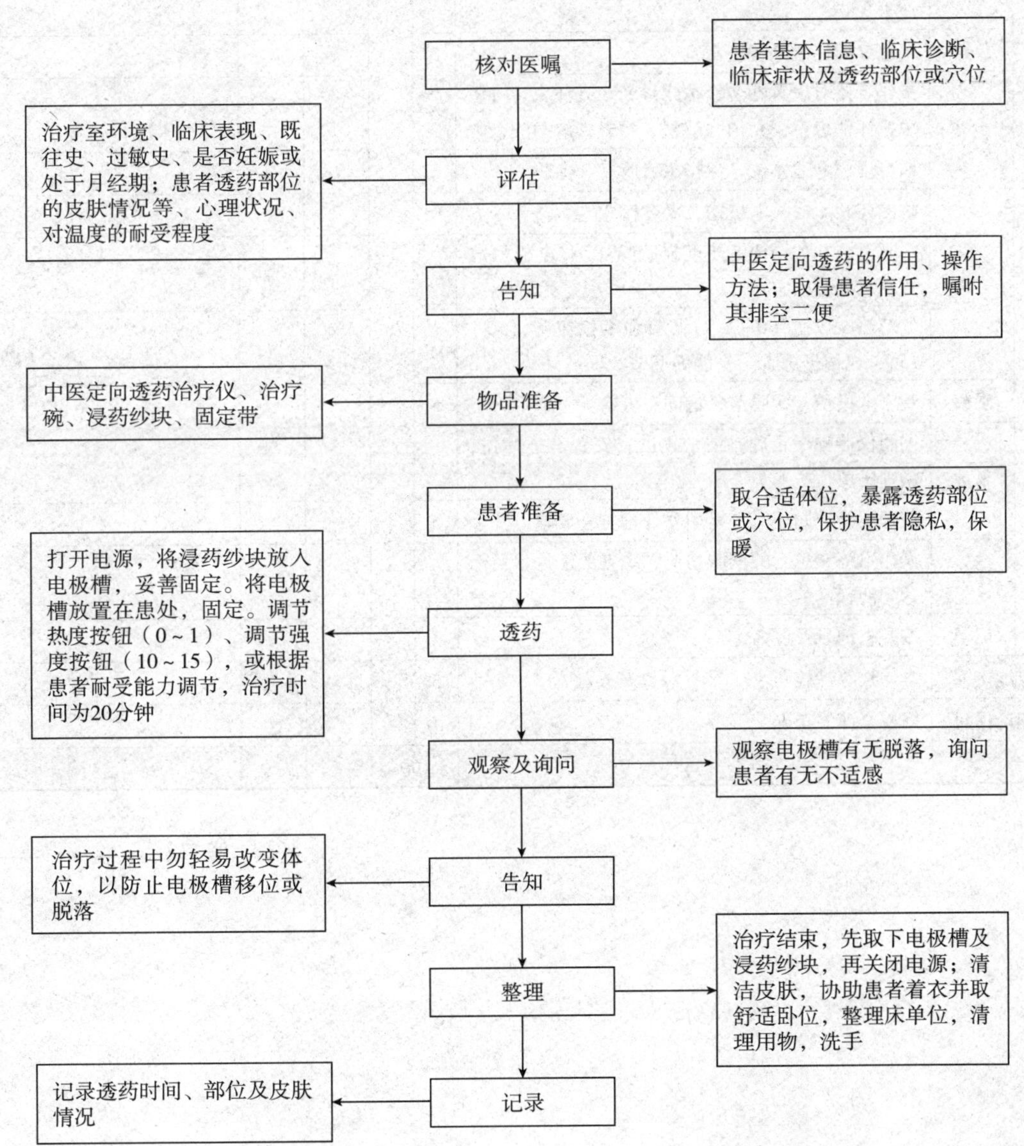

【中医定向透药技术操作考核表】

科室________ 姓名________ 考核时间________

项目		要求	应得分		扣分	得分	说明
素质要求		仪表大方，举止端庄，态度和蔼	5	10			
		服装、鞋帽整齐	5				
操作前准备	操作者	遵照医嘱要求，对患者评估正确、全面	5	25			
		洗手，戴口罩，指甲符合要求	2				
	物品	中医定向透药治疗仪、治疗碗、浸药纱布、固定带	5				
	仪器	检查仪器性能是否正常	3				
	患者	操作者核对患者姓名、临床诊断、既往史、过敏史，评估患者，介绍并解释，患者理解与配合	5				
		取合理、舒适体位，保护患者隐私，保暖	5				
操作流程	方法	将浸药纱块放入电极槽，妥善固定	10	35			
		打开电源开关，调节热度强度归0，将电极槽放置在患处，固定	10				
		调节热度按钮（0~1）、调节强度按钮调（10~15），或根据患者耐受能力调节	10				
	观察	观察电极槽有无脱落，询问患者有无不适	5				
操作后	整理	关闭仪器顺序正确，清洁皮肤，安置舒适体位，整理床单位	3	15			
		清理用物，归还原处，用物处理符合要求，洗手	5				
	评价	操作熟练、患者的皮肤情况、患者的感觉、目标达到的程度	5				
	记录	按要求记录及签名	2				
技能熟练		操作熟练、轻巧	5	15			
理论提问		回答全面、正确	10				
合计			100				

考官签名：________

下篇　中医护理技术的临床应用

第二十九章　内科常见病证的中医护理技术

中医护理技术为传统医疗技术，方便且安全有效，既丰富了临床护理方法，又提升了护理效果。其临床应用也非常广泛，在相关中医理论的指导下，内科常见病证的护理可选用适当的中医护理技术。

第一节　呼吸系统常见病证

呼吸系统病证多为外感疾病，由于感受外邪，致表阳被遏，肺气不宣，气机不通，引起恶寒等症状，临床上表现为发热、咳嗽、呼吸急促等。中医护理技术中的熏洗、刮痧、足浴及中药灌肠等具有发汗解表、宣肺平喘的作用，适用于呼吸道感染、支气管哮喘、慢性阻塞性肺疾病、肺癌等疾病的治疗，且有利于提高疗效，缩短病程，较普通护理在疗效上更具优势。

一、外感发热

外感发热是指感受六淫之邪或温热疫毒之气，导致营卫失和，脏腑阴阳失调，出现病理性体温升高，伴有恶寒发热、面赤烦躁、头痛、咳嗽咳痰、鼻塞流涕等为主要临床表现的一类外感病证。临床外感发热在辨证的基础上，可参照以下项目进行护理，见表29-1。西医学呼吸道感染出现上述症状时可参考本病的中医护理技术。

表29-1　外感发热的中医护理技术

临床症状	中医护理技术	选穴（部位）或治疗方法
恶寒发热	刮痧	合谷、曲池、大椎、太阳、风池等穴位
	中药灌肠	肠道
	中药泡洗	足部

续表

临床症状	中医护理技术	选穴（部位）或治疗方法
头痛	耳穴贴压	神门、皮质下、肺等穴位
	穴位按摩	太阳、印堂、百会、合谷、风池等穴位
	腕踝针	针刺手臂上 1 点，配手臂上 2、5、4 点位置
咳嗽咳痰	耳穴贴压	肺、气管、神门、下屏尖等穴位
鼻塞流涕	耳穴贴压	肺、内鼻、外鼻、气管等穴位
	穴位按摩	迎香、鼻通等穴位

二、哮病

哮病是以一种发作性的痰鸣气喘疾病，发作时喉中哮鸣有声、咳嗽咳痰、胸闷、呼吸急促困难，甚则喘息则不能平卧。

本病常因宿痰伏于肺，又加外邪侵袭、饮食不当、情志失调、劳累过度等诱因引起发作，属邪实正虚之证。其发作时以邪实为主，缓解时以正虚为主。临床哮病在辨证的基础上，可参照以下项目进行护理，见表 29-2。西医学支气管哮喘出现上述症状时可参考本病的中医护理技术。

表 29-2 哮病的中医护理技术

临床症状	中医护理技术	选穴（部位）或治疗方法
喘息哮鸣	耳穴豆压	平喘、肺、肾上腺、交感等穴位
	穴位贴敷	肺俞、天突、天枢、定喘等穴位，三伏贴治疗效果尤甚
	穴位按摩	中府、云门、孔最、膻中等穴位
	拔罐	肺俞、膏肓、定喘等穴位
	中药泡洗	足部
	中药离子导入	肺俞、膏肓、百劳、定喘等穴位
咳嗽咳痰	耳穴贴压	肺、气管、神门、皮质下、大肠等穴位
	穴位贴敷	肺俞、膏肓、定喘、天突等穴位
	穴位按摩	肺俞、膻中、中府、云门、孔最等穴位
	拔罐	肺俞、膏肓、定喘、脾俞、肾俞等穴位
胸闷	耳穴贴压	心、胸、神门、小肠、皮质下等穴位
	穴位按摩	膻中

三、喘病

喘病是以呼吸困难、咳嗽咳痰、张口抬肩、鼻翼扇动、喘息气短、发热、腹胀纳呆、不能平卧等为主要临床特征的一种病证。

本病常因感受外邪、饮食不当、情志失调、劳欲久病等致肺失宣降，肺气上逆或气无所主，肾失摄纳而致喘病。临床喘病在辨证的基础上，可参照以下项目进行护理，见

表 29-3。西医学肺炎及慢性阻塞性肺疾病出现上述症状时可参考本病的护理技术。

表 29-3　喘病的中医护理技术

临床症状	中医护理技术	选穴（部位）或治疗方法
咳嗽咳痰	耳穴贴压	肺、气管、神门、皮质下等穴位
	穴位贴敷	肺俞、膏肓、定喘、天突等穴位
	拔火罐	肺俞、膏肓、定喘、脾俞、肾俞等穴位
	中药热奄包	肺俞
喘息气短	耳穴贴压	交感、心、胸、肺、皮质下等穴位
	穴位按摩	列缺、内关、气海、足三里等穴位
	艾灸疗法	大椎、肺俞、命门、足三里、三阴交等穴位
发热	刮痧疗法	大椎、风池、肺俞、脾俞等穴位
腹胀纳呆	耳穴贴压	脾、胃、三焦、胰、胆等穴位
	穴位贴敷	中脘、气海、关元、神阙等穴位
	穴位按摩	足三里、中脘、内关等穴位

四、肺胀

肺胀是以咳嗽咳痰、喘息气促、憋闷如塞、自汗、盗汗、腹胀纳呆、唇甲紫绀、心悸、浮肿等为主证的一种病证。多种慢性肺系疾病每遇外感或劳累诱发至反复发作，迁延不愈，导致肺气长期壅滞，不能敛降。临床肺胀在辨证的基础上，可参照以下项目进行护理，见表 29-4。西医学慢性阻塞性肺疾病出现上述症状可参考本病的中医护理技术。

表 29-4　肺胀的中医护理技术

临床症状	中医护理技术	选穴（部位）或治疗方法
咳嗽咳痰	耳穴贴压	肺、气管、神门、皮质下等穴位
	拔罐疗法	大椎、定喘、肺俞、风门、膏肓等穴位
	中药泡洗	足部
	中药雾化	口腔
喘息气短	耳穴贴压	交感、心、胸、肺、皮质下等穴位
	穴位贴敷	大椎、定喘、肺俞、脾俞、天突等穴位
	穴位按摩	列缺、内关、气海、关元、足三里等穴位
	艾灸	大椎、肺俞、命门、足三里、三阴交、气海等穴位
自汗、盗汗	耳穴贴压	交感、肺、内分泌、肾上腺等穴位
	穴位贴敷	神阙
腹胀纳呆	艾灸	足三里、中脘等穴位
	耳穴贴压	脾、胃、三焦、胰、交感、神门等穴位
	穴位按摩	足三里、中脘等穴位
	穴位贴敷	中脘、气海、关元、神阙穴等穴位

五、肺癌

肺癌是以呼吸道症状为主的一种恶性肿瘤，早期以刺激性咳嗽、痰中带血、气促胸闷、发热等呼吸道症状多见，晚期常伴有肺外症状，如便溏、纳呆、便秘及恶心呕吐等。

本病常因禀赋、六淫、饮食、邪毒，致肺脾肾虚、痰热互结而成。临床肺癌在辨证的基础上，可参照以下项目进行护理，见表 29-5。

表 29-5　肺癌的中医护理技术

临床症状	中医护理技术	选穴（部位）或治疗方法
咳嗽咳痰	耳穴贴压	肺、气管、神门、皮质下等穴
发热	穴位按摩	合谷、曲池或耳尖、大椎放血（营养状况差者慎用）
胸痛	耳穴贴压	神门、皮质下、交感、肺等穴
	中药外敷	使用理气活血通络中药外敷
气促胸闷	耳穴贴压	肺、气管、神门、皮质下、脾、肾等穴位
便溏	耳穴贴压	大肠、小肠、胃、脾、交感、神门等穴位
	穴位按摩	足三里、天枢、中脘、关元等穴
	艾灸	（回旋灸）腹部，以肚脐为中心，上、下、左、右旁开 1~1.5 寸，时间 5~10 分钟
纳呆	耳穴贴压	脾、胃、交感等穴位
	穴位按摩	足三里、阳陵泉、内关、脾俞、胃俞等穴位
便秘	腹部按摩	以肚脐为中心顺时针腹部按摩
	耳穴贴压	大肠、胃、脾、交感、皮质下、便秘点等穴位
	中药泡洗	足部泡洗
	穴位按摩	天枢、脾俞、肓俞、大肠俞等穴位，寒证可加灸
恶心呕吐	耳穴贴压	选择脾、胃、神门等穴位
	穴位按摩	合谷、内关等穴位

第二节　循环系统常见病证

循环系统病证多因各种因素使气血运行不畅，气滞血瘀，闭阻血脉，心失所养而成，临床上表现为心悸、胸闷、头晕等。中医护理技术中的穴位按摩、穴位贴敷、艾灸等具有行气活血、温通血脉的作用，有利于提高疗效，缩短病程；上述中医护理技术亦适用于心房颤动、心绞痛、冠心病、原发性高血压等疾病。

一、促脉证

促脉证是指临床表现为脉来数，时而一止，止无定数。患者自觉心悸，可伴有胸闷胸痛、气短乏力、心烦寐差等不适。

本病多因情志内伤、劳累、饮食不节，致气阴两虚，心失所养而成。临床促脉证在辨证的基础上，可参照以下项目进行护理，见表29-6。西医学阵发性心房颤动出现上述症状可参考本病的护理技术。

表29-6 促脉证中医护理技术

临床症状	中医护理技术	选穴（部位）或治疗方法
心悸	中药泡洗	足部
	穴位贴敷	关元、气海、膻中、足三里、太溪、复溜、内关、三阴交等穴位
	耳穴贴压	心、肺、肾、神门、皮质下等穴；伴失眠者可配交感、内分泌等穴位
	穴位按摩	神门、心俞、肾俞、三阴交、内关等穴；伴汗出者可配合谷穴位
胸闷胸痛	耳穴贴压	心、神门、交感、内分泌、肾等穴位
	穴位贴敷	心俞、膈俞、脾俞、肾俞、内关、膻中等穴位
	中药泡洗	足部
	穴位按摩	内关、神门、心俞、膻中等穴位
	艾灸治疗	心俞、膈俞、膻中、足三里、内关、气海等穴位；气虚血瘀者，给予隔姜灸，取心俞、膻中、关元、气海等穴位；也可给予艾条灸，取足三里、内关等穴位（气阴两虚、痰热内扰病证者慎用此方法）
气短乏力	穴位贴敷	内关、神门、关元、气海等穴位
	中药泡洗	足部
夜寐不安	耳穴贴压	心、脾、神门、三焦、皮质下、肝等穴位
	穴位按摩	神门、三阴交、中脘等穴位
	中药泡洗	足部

二、胸痹心痛

胸痹心痛是以胸部闷痛，甚则以胸痛彻背、背痛彻心、喘息不得卧为主证的一种疾病。轻者仅感胸闷如窒，呼吸欠畅；重者则有胸痛，严重者胸痛彻背彻心。

本病多因寒邪内侵，饮食不节、情志失调、劳倦内伤、年迈体虚等因素致胸阳被遏、气机不畅、心脉闭阻而致疾病。临床胸痹心痛在辨证的基础上，可参照以下项目进行护理，见表29-7。西医学心绞痛、冠心病出现上述症状可参考本病的中医护理技术。

表29-7 胸痹心痛的中医护理技术

临床症状	中医护理技术	选穴（部位）或治疗方法
胸闷、胸痛	耳穴贴压	心、神门、交感、内分泌、肾等穴位
	穴位贴敷	心俞、膈俞、脾俞、肾俞等穴位
	中药泡洗	选用当归、红花等活血化瘀的药物
	穴位按摩	内关、神门、心俞等穴位
	中药离子导入	手少阴心经、手厥阴心包经、足太阳膀胱经的背俞等穴位
	隔姜灸	寒凝血瘀、气虚血瘀者取心俞、膈俞、膻中、气海等穴位，每日交替施灸
	艾条灸	足三里、内关等穴位

续表

临床症状	中医护理技术	选穴（部位）或治疗方法
心悸、气短	穴位贴敷	关元、气海、膻中、足三里、太溪、复溜等穴位
	耳穴贴压	心、肺、肾、神门、皮质下等穴位，伴失眠者配伍交感、内分泌等穴位
	穴位按摩	神门、心俞、肾俞、三阴交、内关等穴位，伴汗出者加合谷、复溜穴位
	中药泡洗	选用红花、当归、川芎、薄荷、艾叶等药物，伴失眠者配合按摩涌泉穴位
便秘	腹部按摩	顺时针按摩，15~20 分钟/次，2~3 次/日
	穴位贴敷	用醋调大黄粉、吴茱萸粉或一捻金贴敷于神阙穴
	穴位按摩	虚寒性便秘取穴天枢、上巨虚等穴位；实热性便秘取穴足三里、支沟、上髎、次髎等穴位
	中药灌肠	热毒血瘀者遵医嘱应用大黄煎剂 200mL 灌肠

三、心衰

心衰是以心悸、气喘、水肿、少尿为主证的一种疾病。早期症状为神疲乏力，咳吐痰液，心悸气短，动则喘息，继而喘悸加重，喘不得卧，尿少肢肿，腹胀纳呆。本病常因寒邪内侵、饮食不节、情志失调、劳逸失度、年老久病等，使心之气血阴阳虚衰，心失所养而成。临床上心衰在辨证的基础上，可参照以下项目进行护理，见表 29-8。

表 29-8　心衰的中医护理技术

临床症状	中医护理技术	选穴（部位）或治疗方法
神疲乏力	腹部按摩	大便秘结时取中脘、中极、关元等穴位
喘促	穴位按摩	风门、肺俞、合谷等穴位

四、眩晕

眩晕是以头晕眼花、视物旋转为主证的一种病证。轻者闭眼即止，重者如坐车船、旋转不定、面色苍白、不能站立，或伴有头痛、心悸、气短恶心、呕吐、汗出，甚则昏倒等症状。

本病常因情志失调、饮食不节、年高肾亏、久病体虚、跌仆损伤，致风阳上扰、气血亏虚，脑失所养而成。临床上眩晕在辨证的基础上，可参照以下项目进行护理，见表 29-9。西医学原发性高血压出现上述症状时可参考本病的护理技术。

表 29-9　眩晕的中医护理技术

临床症状	中医护理技术	选穴（部位）或治疗方法
眩晕	耳穴贴压	神门、肝、脾、肾、降压沟、心、交感等穴位
	穴位贴敷	双足涌泉穴位
	穴位按摩	百会、风池、上星、头维、太阳、印堂等穴位
	中药泡足	足部
	腕踝针	针刺上 1，配上 3

续表

临床症状	中医护理技术	选穴（部位）或治疗方法
头痛	耳穴贴压	内分泌、神门、皮质下、交感、降压沟等穴位
	穴位贴敷	两侧太阳穴位
	穴位按摩	太阳、印堂、风池、百会等穴位
心悸气短	耳穴贴压	心、交感、神门、枕等穴位
	穴位按摩	内关、通里，配穴取大陵、心俞、膻中、劳宫、照海等穴位
呕吐痰涎	按揉	双侧内关、合谷、足三里等穴位

第三节　消化系统常见病证

消化系统病证多因脾胃虚弱、饮食不节，致胃失所养，气机不畅而发病。临床上表现为胃胀、胃痛、呕吐、里急后重等。中医护理技术中的药熨、穴位按摩、艾灸等技术具有温中散寒、行气止痛的作用，尤其具有止痛的功效。其操作方法简便，无创伤，患者易接受。临床上对急慢性胃炎、胃溃疡、胃癌等疾病的护理宜选用中医护理技术。

一、呕吐

呕吐是指胃中之物从口中吐出的一种病证。有声无物谓之呕，有物无声谓之吐，临床上呕与吐常兼见，难以截然分开，统称为呕吐。

本病常因饮食不节、外邪犯胃、情志失调、脾胃虚弱等，使胃失和降，气逆上冲而成。临床上呕吐在辨证的基础上，可参照以下项目进行护理，见表 29-10。西医学急慢性胃炎出现上述症状时可参考本病的中医护理技术。

表 29-10　呕吐的中医护理技术

临床症状	中医护理技术	选穴（部位）或治疗方法
呕吐	耳穴贴压	取脾、胃、交感、神门、贲门等穴位
	穴位贴敷	取中脘、足三里、内关、膈俞、脾俞、胃俞等穴位
	穴位按摩	取内关、膈俞、胃俞、脾俞等穴位
	穴位注射	取足三里或内关穴位
	药熨（中药封包）	腹部
	艾灸	取中脘、内关、足三里等穴位
胃脘疼痛	耳穴贴压	取脾、胃、交感、神门、内分泌等穴位
	穴位贴敷	取中脘、胃俞、脾俞、足三里、梁丘等穴位
	穴位按摩	取中脘、胃俞、脾俞、足三里、内关、梁丘等穴位
	药熨（中药封包）	取选用荷叶（中药封包）胃脘部配以红外线照射
	艾灸	取中脘、内关、足三里等穴位
	拔火罐	取足三里、脾俞、胃俞等穴位
	红外线照射	取中脘、天枢、足三里等穴，或遵医嘱予荷叶药熨

续表

临床症状	中医护理技术	选穴（部位）或治疗方法
脘腹胀满	穴位贴敷	取脾俞、胃俞、天枢、中脘等穴位
	穴位注射	取双侧足三里、合谷穴位
	艾灸	取中脘、天枢等穴位

二、胃脘痛

胃脘痛又称为胃痛，是指上腹胃脘部近心窝处经常发生疼痛为主证的一种病证。因胃脘部位靠近心窝，故历代中医文献所述“心痛”“心下痞痛”多指胃痛。

本病常因饮食不节、外邪犯胃、情志失调、脾胃虚弱等，使胃气郁滞，失于和降而成。临床上胃脘痛在辨证的基础上，可参照以下项目进行护理，见表29-11。西医学慢性胃炎出现上述症状时可参考本病的中医护理技术。

表29-11　胃脘痛的中医护理技术

临床症状	中医护理技术	选穴（部位）或治疗方法
胃脘疼痛	耳穴贴压	取脾、胃、交感、神门、肝胆、内分泌等穴位
	穴位贴敷	取中脘、胃俞、足三里、梁丘等穴位
	穴位按摩	取中脘、天枢、气海等穴位
	艾灸	取中脘、气海、关元、足三里等穴位
	药熨	脾胃虚寒者可用中药热奄包热熨胃脘部
	拔火罐	取背俞穴位
	电磁波治疗仪	取中脘、天枢、关元、中极等穴位
胃脘胀满	穴位贴敷	取脾俞、胃俞、肾俞、天枢、神阙、中脘、关元等穴位
	穴位注射	取双侧足三里、合谷穴位
	艾灸	取神阙、中脘、下脘、建里、天枢等穴位
	腹部按摩	顺时针按摩
嗳气反酸	穴位按摩	取足三里、合谷、天突、中脘、内关等穴位
	穴位注射	取双侧足三里、内关穴位
	艾灸	取肝俞、胃俞、足三里、中脘、神阙等穴位
	低频脉冲电治疗	取中脘、内关、足三里、合谷、胃俞、膈俞等穴位
纳呆	耳穴贴压	取脾、胃、肝、小肠、心、交感等穴位
	穴位按摩	取足三里、内关、丰隆、合谷、中脘、阳陵泉等穴位

三、胃疡

胃疡是以慢性、周期性、节律性的上腹部疼痛为主证，伴嗳气、反酸、纳呆的一类病证。该病在青壮年和中老年多见，男性发病率高于女性，好发于冬春季节。

本病常因外邪犯胃、饮食伤胃、情志不畅等，使胃气郁滞，失于和降，而发胃痛。

临床上胃疡主证在辨证的基础上，可参照以下项目进行护理，见表29-12。

表29-12　胃疡的中医护理技术

临床症状	中医护理技术	选穴（部位）或治疗方法
胃脘疼痛	耳穴贴压	取脾、胃、交感、神门、肝胆等穴位
	穴位贴敷	隐痛取中脘、建里、神阙、关元等穴位；胀痛取气海、天枢等穴位
	穴位按摩	取中脘、气海、胃俞、合谷、足三里等穴位
	药熨法	胃脘部
	艾灸	取中脘、神阙、气海、关元等穴位
	拔火罐	取脾俞、胃俞、肾俞、肝俞等穴位
嗳气、反酸	穴位贴敷	足三里、天突、中脘、内关等穴位
	穴位按摩	足三里、合谷、天突、中脘、内关等穴位
	穴位注射	足三里、内关等穴位
	艾灸	肝俞、胃俞、足三里、中脘、神阙等穴位
纳呆	耳穴贴压	脾、胃、肝、小肠、心、交感等穴位
	穴位按摩	足三里、内关、丰隆、合谷、中脘等穴位

四、胃癌

胃癌是指脘部饱胀或疼痛、食少嗳气、消瘦、黑便、便溏或便秘、脘部肿块为主证的一种恶性疾病。早期无明显症状，以中老年男性者发病率高为特点。

本病常因饮食不节，情志不舒，致脾胃升降失常，痰凝气滞，热毒血瘀交阻于胃，积聚成块。临床上胃癌主证在辨证的基础上，可参照以下项目进行护理，见表29-13。

表29-13　胃癌的中医护理技术

临床症状	中医护理技术	选穴（部位）或治疗方法
胃脘痛	耳穴贴压	取脾、胃、交感、神门等穴位
	穴位贴敷	取脾俞、胃俞等穴位
	艾灸	取中脘、天枢、足三里等穴位
嗳气	耳穴贴压	取脾、胃、交感、神门等穴位
	穴位按摩	取足三里、合谷、天突等穴位
	艾灸	取胃俞、足三里、中脘等穴位
腹胀	中药外敷	外敷时间为6~8小时
	艾灸	取中脘、肝俞等穴位
便溏	耳穴贴压	取大肠、小肠、胃、脾等穴位
	穴位按摩	取足三里、中脘、关元等穴位
	艾灸（回旋灸）	腹部，以肚脐为中心，取上下左右1~1.5寸处，时间为5~10分钟
便秘	耳穴贴压	取大肠、小肠、胃、脾等穴位
	穴位按摩	取足三里、中脘等穴位

五、吐酸

吐酸是指胃酸过多，随胃气上逆而吐出，出现烧心反酸、胸骨后灼痛、嗳气、胃脘胀满的一种病证。吞酸是指自觉酸水上泛至咽旋即吞咽而下，而泛酸则统指胃酸上泛之证。吐酸、吞酸或泛酸可单独出现，但常与胃痛兼见。

本病常因饮食停滞、肝郁化热、寒邪犯胃、脾胃虚寒等，使肝气郁结，胃失和降而成。临床吐酸在辨证的基础上，可参照以下项目进行护理，见表29-14。西医学胃食管反流出现上述症状可参考本病的中医护理技术。

表29-14　吐酸的中医护理技术

临床症状	中医护理技术	选穴（部位）或治疗方法
烧心反酸	中药含漱	做好口腔护理，使用中药含漱
	耳穴贴压	取脾、胃、神门等
	穴位贴敷	取天枢、中脘、膈俞、天突等穴位
	穴位按摩	取内关、胃俞、合谷、膈俞等穴位
	穴位注射	取足三里、合谷等穴位
	艾灸	取神阙、中脘、天枢等穴位
胸骨后灼痛	穴位按摩	取膻中、中脘、胃俞等穴位
	艾灸	取中脘、气海、关元、足三里等穴位
嗳气、胃脘胀满	耳穴贴压	取脾、胃、神门、肝胆等穴位
	穴位贴敷	取中脘、天枢、胃俞等穴位
	穴位按摩	取中脘、天枢、气海、内关、合谷、足三里等穴位
	穴位注射	取足三里、合谷等穴位

六、胆胀

胆胀是指由胆腑气郁，胆失通降所引起的以右胁胀痛为主要临床表现的一种疾病。

本病常因寒邪外袭、七情内伤、饮食不节、劳累过度等，致肝胆疏泄失职，胆腑壅胀而成。临床上胆胀在辨证的基础上，可参照以下项目进行护理，见表29-15。西医学胆囊炎出现上述症状时可参考本病的中医护理技术。

表29-15　胆胀的中医护理技术

临床症状	中医护理技术	选穴（部位）或治疗方法
右胁疼痛	耳穴贴压	取肝、胆、交感、神门等穴位
	穴位贴敷	取胆囊穴、章门、期门等穴位
	穴位按摩	取右侧肝俞、右侧胆俞、太冲、侠溪等穴位
	穴位注射	取胆囊等穴位
	肝病治疗仪	疼痛部位

续表

临床症状	中医护理技术	选穴（部位）或治疗方法
右胁胀满不适	耳穴贴压	取肝、胆、大肠、交感等穴位
	穴位贴敷	取脾俞、胃俞、神阙、中脘等穴位
	穴位按摩	取胆囊、天枢等穴位
	腹部按摩	腹部行顺时针方向按摩
	穴位注射	取足三里、胆囊等穴位
嗳气、恶心、呕吐	耳穴贴压	取胆囊、胃、内分泌、交感、神门等穴位
	穴位贴敷	取肝俞、胆俞、中脘、足三里等穴位
	穴位按摩	取合谷、中脘、胆囊等穴位
	穴位注射	取双侧足三里、胆囊等穴位
	艾灸	取脾俞、胃俞、中脘、足三里等穴位
纳呆	耳穴贴压	取脾、胃、小肠、大肠、神门等穴位
	穴位贴敷	取中脘、胃俞、足三里等穴位
	穴位按摩	取脾俞、胃俞、中脘、阳陵泉等穴位
发热	穴位注射	取曲池等穴位

七、胁痛

胁痛是指右胁部反复疼痛、发热、畏寒，或伴有黄疸、恶心呕吐、便秘为主要临床表现的病证。患者年龄以 30~40 岁多见，女性与男性发病率的差别不明显。

本病常因肝失疏泄、胆失通降、湿热壅阻、蕴久成石所致。临床西医学肝胆管结石急性发作期出现上述症状可参考本病的中医护理技术。在辨证的基础上，可参照以下项目进行护理，见表 29-16。

表 29-16 胁痛的中医护理技术

临床症状	中医护理技术	选穴（部位）或治疗方法
疼痛	耳穴贴压	取腹痛点及脾俞等穴位
	穴位贴敷	取肝俞、胆俞等穴位
	穴位按摩	取右侧的肝俞、胆俞穴位，强刺激胆囊、侠溪、太冲等穴位
发热	穴位按摩	取大椎、曲池、合谷等穴位
	中药保留灌肠	直肠
黄疸	耳穴贴压	取肝、胆、脾、胃等穴位
	中药保留灌肠	直肠
恶心呕吐	耳穴贴压	取脾、胃、神门等穴位
	穴位按摩	取中脘、合谷、内关、足三里等穴位
	穴位注射	取足三里等穴位
便秘	耳穴贴压	取大肠、胃、脾、交感、皮质下、便秘点等穴位
	穴位按摩	取胃俞、脾俞、内关、足三里、天枢、关元等穴位
	腹部按摩	腹部
	中药保留灌肠	直肠

八、积聚

积聚是以腹内结块，伴有胀痛、黄疸、纳呆为主要临床表现的症证。

本病常因情志失调、饮食不节、寒邪内犯等，使肝脾受损，气机阻滞，瘀血内结所导致。临床上积聚在辨证的基础上，可参照以下项目进行护理，见表29-17。西医学肝硬化出现上述症状时可参考本病的中医护理技术。

表29-17　积聚的中医护理技术

症状或分型	中医护理技术	选穴（部位）或治疗方法
胁痛	穴位贴敷	取肝俞、章门、阳陵泉等穴位
	药熨	热熨疼痛部位；湿热内阻证不宜用此法
腹胀	穴位贴敷	取神阙穴位
	腹部按摩	顺时针方向环形按摩，每次15~20分钟，每日2~3次；便秘者遵医嘱保留灌肠
	艾灸	取足三里、中脘、天枢等穴位；湿热内阻、肝肾阴虚发热者忌用此法
	药熨	热熨腹部；湿热内阻证不宜用此法
	耳穴贴压	取肝、胃、大肠等穴位
黄疸	中药保留灌肠	直肠
	中药全结肠灌洗	结肠
纳呆	穴位按摩	取足三里、脾俞、中脘等穴位
	艾灸	取脾俞、中脘、足三里等穴位

第四节　泌尿系统常见病证

泌尿系统病证多因正气不足、外感六淫之邪，致脏腑功能失调，湿浊内生所致。临床上表现为水肿、血尿、头晕等。中医护理技术中的耳穴贴压、中药熏洗、艾灸等具有调整脏腑功能、利尿排毒等作用。临床上肾小球肾炎、肾病综合征、急性肾功能衰竭等疾病的护理可选用适宜的中医护理技术。

一、肾风

肾风是以反复发作性肉眼或镜下血尿为主要表现的一种病证，多发生在人体御邪能力薄弱之时。

本病常因外感风热之邪，或思虑劳倦过度，致络伤血溢而成。临床肾风在辨证的基础上，可参照以下项目进行护理，见表29-18。西医学肾小球肾炎、肾病综合征出现上述症状时可参考本病的中医护理技术。

表 29-18　肾风的中医护理技术

临床症状	中医护理技术	选穴（部位）或治疗方法
蛋白尿（泡沫尿）	温灸	取足三里、气海穴位
水肿	荞麦包外敷	足部
	中药药浴	足部
	中药熏蒸	足部
	中药泡洗	足部
头晕、高血压	耳穴贴压	取神门、肝、降压沟、心、交感等穴位
	穴位按摩	取风池、百会、太阳等穴位，按摩 5~10 分钟
尿量异常（少尿、无尿、多尿、夜尿）	温灸	取肾俞、关元、足三里穴位与命门、气海、三阴交穴位，两组交替、间歇应用
腰痛腰酸	耳穴贴压	用王不留行籽贴敷于耳穴部位
	艾条温和灸	取肾俞、气海俞、关元等穴位

二、肾衰竭

肾衰竭是以急起少尿甚或无尿、继而多尿，或以精神萎靡、面色无华、口中尿味等为主要临床表现，并伴恶心呕吐、皮肤痛痒、水肿的一种病证。

本病多因外邪侵袭、肾元虚衰、身体劳倦、饮食不节、药毒伤肾等，致脾肾衰败，湿蕴成浊，浊蕴成毒而成。临床肾衰竭在辨证的基础上，可参照以下项目进行护理，见表 29-19。

表 29-19　肾衰竭的中医护理技术

临床症状	中医护理技术	选穴（部位）或注意事项
倦怠乏力	穴位按摩	取足三里、三阴交等穴位
	艾灸	取关元、足三里等穴位
腰膝酸软	耳穴贴压	取肾、神门等穴位
	穴位按摩	取气海、足三里、三阴交等穴位
	艾灸	取肾俞、气海、关元等穴位
	低频脉冲治疗仪	取中极、三阴交、阴陵泉等穴位
	药熨法	局部
恶心呕吐	穴位按摩	取合谷、内关等穴位
皮肤瘙痒	穴位按摩	取曲池、合谷、血海、足三里等穴位；水肿明显者不宜采用比法
	中药保留灌肠	直肠
	中药药浴	患部
水肿	药熨法	患部
	中药泡洗	重度水肿者禁用

第五节　内分泌系统常见病证

目前糖尿病为内分泌系统的常见病及多发病，中医属于消渴的范畴，治疗较为困难。适宜的中医护理技术，如耳穴贴压、按摩、艾灸等，具有调节气血，平衡阴阳，进而调整脏腑功能，提高临床疗效。

一、消渴

消渴是以多饮多尿、多食消瘦、疲乏无力为主要临床表现的一种病证。患者初起多形体肥胖，日久则肌肉消瘦，常感疲乏无力、腰膝酸软，可出现胸痹、眩晕、水肿、视朦、坏疽、疮疡、四肢麻木等并发症。

本病常因先天禀赋不足、饮食不节、情志失调、劳欲过度等因素，致阴虚燥热而成。临床消渴在辨证的基础上，可参照以下项目进行护理，见表29-20。西医学糖尿病出现上述症状时可参考本病的中医护理技术。

表29-20　消渴的中医护理技术

临床症状	中医护理技术	选穴（部位）或治疗方法
口干多饮	耳穴贴压	取皮质下、内分泌、糖尿病点、脾、胰、三焦等穴位
易饥多食	耳穴贴压	取皮质下、内分泌、糖尿病点、脾、胰、饥点等穴穴位
倦怠乏力	艾灸	取足三里、关元、气海等穴位
	穴位贴敷	取肾俞、脾俞、足三里等穴位
四肢麻木、疼痛、肢冷	穴位按摩	取足三里、阳陵泉、三阴交、涌泉穴等穴位
	穴位贴敷	取涌泉穴位
	耳穴贴压	取皮质下、内分泌、糖尿病点、脾、足等穴位
视物模糊	穴位按摩	取睛明、四白、丝竹空等穴位
腰膝酸软	耳穴贴压	取皮质下、内分泌、糖尿病点、肾、胰等穴位
	穴位按摩	取腰背部及气海、关元穴、涌泉穴等穴位
	艾灸	取肾俞、关元、气海、三阴交等穴位
	中药保留灌肠	直肠

二、消渴痹证

消渴痹证是指消渴病的并发症之一，是消渴病后引起周围神经病变，出现肢体功能改变，以四肢麻木挛急、疼痛、痿软无力及腰膝酸软为主要临床表现的一种病证。

本病主要由于阴虚燥热，致肌肉筋脉失养所致。临床消渴痹证在辨证的基础上，可参照以下项目进行护理，见表29-21。西医学糖尿病性周围神经病出现上述症状可参考本病的中医护理技术。

表 29-21　消渴痹症的中医护理技术

临床症状	中医护理技术	选穴（部位）或治疗方法
四肢麻木、挛急、疼痛	耳穴贴压	取内分泌、脾、腰、足等穴位
	穴位贴敷	取涌泉等穴位
	穴位按摩	取双下肢足三里、地机、太溪、涌泉等穴位
	足部中药泡洗	足部中药泡洗，药液温度为 38~40℃，防止烫伤
	中药离子导入	取足三里、地机、太溪、涌泉等穴位
	艾灸	取地机、委中等穴位
肢体痿软无力	穴位贴敷	取肾俞、脾俞、足三里等穴位
	艾灸	取气海、关元、足三里、三阴交等穴位
腰膝酸软	耳穴贴压	取皮质下、内分泌、脾、胰等穴位
	穴位按摩	取气海、关元、委中、涌泉等穴位
	艾灸	取肾俞、神阙、气海、关元、三阴交等穴位

三、消渴目病

消渴目病是消渴病的并发症之一，是指消渴病后引起视网膜出现病理性改变，出现视物模糊、目睛干涩、头晕耳鸣为主要临床表现的一种病证。

本病是由于阴虚燥热、致目睛失养所致。临床消渴目病在辨证的基础上，可参照以下项目进行护理，见表 29-22。西医学糖尿病视网膜病变出现上述症状时可参考本病的中医护理技术。

表 29-22　消渴目病的中医护理技术

临床症状	中医护理技术	选穴（部位）或治疗方法
视物模糊	耳穴贴压	取肝、眼、肾、神门、交感等穴位
	中药离子导入	患部
目睛干涩	耳穴贴压	取肝、眼、肾、神门、皮质下等穴位
	中药熏蒸或雾化	眼部
	中药离子导入	眼部
	穴位按摩	取太阳、上睛明、四白、丝竹空等穴位
	中药湿敷	眼部
头晕耳鸣	耳穴贴压	取心、肝、肾、神门、交感等穴位

四、消渴肾病

消渴肾病是消渴病的并发症之一，是消渴病后引起肾脏病理性改变，出现肾功能异常，以水肿、皮肤瘙痒、蛋白尿、恶心呕吐、头胀肢乏为主要临床表现的一种病证。

本病是由于阴虚燥热，致肺脾肾功能失调所致。临床消渴肾病在辨证的基础上，可参照以下项目进行护理，见表 29-23。西医学糖尿病肾病出现上述症状时可参考本病的中医护理技术。

表 29-23　消渴肾病的中医护理技术

临床症状	中医护理技术	选穴（部位）或注意事项
水肿	耳穴贴压	取脾、肾、内分泌等穴位；耳部水肿患者禁用
皮肤瘙痒	中药涂药	皮肤瘙痒处
	中药药浴	药液温度在40℃以下，药浴时间要短，以20分钟为宜
	中药熏洗	皮肤破溃者禁用
蛋白尿（泡沫尿）	艾灸	取足三里、肾俞、脾俞、气海、三阴交等穴位
恶心呕吐	艾灸	取膈俞、胃俞、神阙等穴位
	穴位按摩	取足三里、内关、合谷等穴位
头胀肢乏	耳穴贴压	取心、脑干、神门等穴位
	穴位按摩	取三阴交、足三里、风池、百会、太阳等穴位

第六节　神经系统常见病证

神经系统病证主要是由于多种因素导致气滞血瘀，脑脉失养，临床出现多种目病、中风等病证。适宜的中医护理技术，如穴位按摩、中药熏蒸、穴位注射等具有疏通经络、活血化瘀等作用，有利于缓解病证。临床上常见的视神经萎缩、面神经炎、脑梗死急性期及恢复期等疾病可选用中医护理技术。

一、青盲

青盲是指眼外观正常，唯视力逐渐下降，或视野缩小，终致失明的内障眼病。常伴有眼干涩、心情烦闷等症状。

本病常因先天禀赋不足、劳伤肝肾、内伤七情、头眼部外伤等因素，致气血不足，气滞血瘀，目系脉络失养而成。临床青盲在辨证的基础上，可参照以下项目进行护理，见表 29-24。西医学视神经萎缩出现上述症状时可参考本病的中医护理技术。

表 29-24　青盲的中医护理技术

临床症状	中医护理技术	选穴（部位）或治疗方法
视物模糊	耳穴贴压	取肝、肾、眼、神门等穴位
	穴位注射	取太阳穴、肾俞、肝俞等穴位
	中药离子导入	取太阳穴
	艾灸	取光明、足三里等穴位
	足部中药泡洗	足部
心情烦闷	耳穴贴压	取心、肾、神门、交感等穴位
	中药代茶饮	菊花代茶饮用
眼干涩	穴位按摩	取上睛明、承泣、四白、养老等穴位，睑板腺按摩
	中药熏蒸	眼部
	中药代茶饮	菊花、金银花、枸杞子代茶饮用

二、面瘫

面瘫是以口眼向一侧歪斜为主要临床表现的一种病证，常常表现为睡醒后出现一侧面部肌肉麻木、板滞、瘫痪、眼裂变大、露睛流泪、鼻唇沟变浅、额纹消失、口角下垂歪向健侧，严重者患侧不能露齿、鼓腮、皱眉、闭目及面部抽搐等。

本病常因机体正气不足、脉络空虚、风寒或风热趁虚侵袭，致经气阻滞，经筋失养而成。临床面瘫在辨证的基础上，可参照以下项目进行护理，见表 29-25。西医学面神经炎出现上述症状可参考本病的中医护理技术。

表 29-25　面瘫的中医护理技术

症状或分型	中医护理技术	选穴（部位）
口眼歪斜	红外线照射	患侧面部
	中药湿敷	患侧面部
	中药熏洗	患侧面部
	穴位按摩	取患侧太阳、承浆、阳白、鱼腰、承泣、四白、地仓、颊车、印堂、翳风、迎香等穴
眼睑闭合不全	穴位按摩	取患侧太阳、阳白、鱼腰、承泣、四白、印堂等穴
	穴位注射	取足三里、三阴交等穴
颜面麻木	中药湿敷	患侧面部
	穴位按摩	取患侧太阳、承浆、阳白、鱼腰、承泣、四白、地仓、颊车、印堂、翳风、迎香等穴
	耳穴贴压	取面颊、肝、口、眼、皮质下等穴
	穴位贴敷	取患侧颊车、地仓、太阳、翳风等穴
	中药熏洗	患侧面部
面部抽搐	艾灸	风寒袭络证者取翳风、四白、颊车等穴
	穴位按摩	取患侧颊车、地仓、迎香、四白等穴
	中药熏洗	患侧面部

三、中风

中风是以猝然昏倒、不省人事，伴口角歪斜、语言不利，甚则出现半身不遂为主要临床表现的一种疾病，常伴有眩晕、痰多息促、高热、二便失禁或便秘等症状，又称为卒中。

本病常在内伤积损的基础上，又因劳逸失度、情志不遂、饮酒饱食，或外邪侵袭等因素，引起脏腑阴阳失调，气血逆乱而所致。中风后处于恢复期的患者，多为正虚邪盛。临床上中风在辨证的基础上，可参照以下项目进行护理，见表 29-26、表 29-27。

表 29-26　中风（急性期）的中医护理技术

症状或分型	中医护理技术	选穴（部位）或治疗方法
意识障碍	醒脑开窍药枕	头部腧穴，如风池、风府、哑门、大椎等穴

续表

症状或分型	中医护理技术	选穴（部位）或治疗方法
半身不遂	穴位按摩	患侧上肢取穴：极泉、尺泽、肩髃、合谷等；患侧下肢取穴：委中、阳陵泉、足三里等穴位
	艾条灸	患侧上肢取穴：极泉、尺泽、肩髃、合谷等；患侧下肢取穴：委中、阳陵泉、足三里等穴位
	中药熏洗	患部
眩晕	耳穴贴压	取神门、肝、脾、肾、降压沟、心、交感等穴，每日 3~5 次，每次 3 分钟，隔日更换一次，双耳交替
	穴位贴敷	双足涌泉穴，每日 1 次
	穴位按摩	取百会、太阳、风池、内关、曲池等穴
痰多息促	穴位贴敷	取肺俞、膏肓、定喘、天突等穴位
	循经拍打	沿脊柱两侧膀胱经，由上往下轻叩，每日 2~3 次，每次 20 分钟
高热	穴位按摩	取大椎、合谷、曲池等穴位
二便失禁	艾条灸	取神阙、气海、关元、百会、三阴交、足三里等穴位
	穴位按摩	取肾俞穴、八髎穴、足三里、天枢等穴位
便秘	穴位按摩	取胃俞、脾俞、内关、足三里、中脘、关元等穴，腹胀者加涌泉，用揉法
	腹部按摩	取平卧位，以肚脐为中心，顺时针方向按揉腹部，以腹内有热感为宜，每日 2~3 次
	艾灸	取神阙、天枢、气海、关元等穴位
言语謇涩	穴位按摩	取廉泉、哑门、承浆、大椎等穴位

表 29-27　中风（恢复期）的中医护理技术

临床症状	中医护理技术	选穴（部位）或治疗方法
半身不遂	舒筋活络浴袋	先熏蒸，待温度适宜时，将患肢浸入药液中洗浴；或将毛巾浸入药液中同煮 15 分钟，煮沸后调至保温状态，用长镊子将毛巾捞起，拧至不滴药液为宜，待温度适宜后，再敷于患肢
	中频或低频治疗仪	上肢取穴：肩井、曲池、合谷、外关等穴位；下肢取穴：委中、昆仑、悬钟、阳陵泉等穴位。进行经络穴位电刺激，每日 1~2 次，每次 30 分钟。适用于肢体萎软乏力、麻木，严禁直接刺激痉挛肌肉
	拔罐疗法	选穴每日 1 次，留罐 5~10 分钟。适用于肢体萎缩、关节疼痛
	艾灸治疗	脑梗死急性期痰热腑实证、痰火闭窍者不宜应用
	穴位拍打	用穴位拍打棒循患肢手阳明大肠经（上肢段）、足阳明胃经（下肢段）轻轻拍打，每日 2 次，每次 30 分钟。下肢静脉血栓者禁用，防止栓子脱落，造成其他组织器官血管栓塞
	中药热熨	中药籽装入药袋混合均匀，微波加热≥70℃，放于患处相应的穴位上适时来回或旋转药熨 15~30 分钟，每日 1~2 次，达到温经通络，消肿止痛的作用，以助于恢复肢体功能
舌强语蹇	穴位按摩	取廉泉、哑门、承浆、通里等穴位

续表

临床症状	中医护理技术	选穴（部位）或治疗方法
便秘	腹部按摩	顺时针按摩脐周
	穴位按摩	取胃俞、脾俞、内关、足三里、中脘、关元等穴位；腹胀者加涌泉穴，用揉法
	耳穴贴压	主穴：大肠、直肠、三焦、脾、皮质下；配穴：小肠、肺
	艾条温和灸	脾弱气虚者选穴：脾俞、气海、太白、三阴交、足三里；肠道气秘者选穴：太冲、大敦、大都、支沟、天枢；脾肾阳虚者选穴：肾俞、大钟、关元、承山、太溪
	葱白敷脐	取适量青葱洗净沥干，用葱白，加适量食盐，置于研钵内捣烂成糊状后敷贴于脐周，厚度为0.2~0.3cm，外用医用胶贴包裹，用纱布固定，每日1~2次，每次1~2小时
二便失禁	艾条灸	取神阙、气海、关元、百会、三阴交、足三里等穴位
	耳穴贴压	主穴：大肠、小肠、胃、脾；配穴：交感、神门
	穴位按摩	取肾俞穴、八髎穴、足三里、天枢等穴位
	中药贴敷加远红外线理疗灯	中药置于患者中脘穴或神阙穴，应用远红外线理疗灯在距离相应穴位或病变部位上方30~50cm处直接照射，治疗时间为30分钟，注意防止烫伤

第七节　其他系统病证

一、尪痹

尪痹是以小关节疼痛、肿胀、晨僵、疲乏无力，甚则关节畸形为主要临床表现的一种病证。

本病多因风寒湿邪客于关节，气血痹阻，致骨关节疾病。临床上尪痹在辨证的基础上，可参照以下项目进行护理，见表29-28。西医学类风湿关节炎出现上述症状时可参考本病的中医护理技术。

表29-28　尪痹的中医护理技术

临床症状	中医护理技术	选穴（部位）或注意事项
晨僵	穴位按摩	取双膝眼、曲池、肩髃、阿是穴等穴位
	艾灸	悬灸阿是穴
	中药泡洗	患部
	中药离子导入	患部
	中药熏洗	患部
关节肿痛	穴位贴敷	取阿是穴；局部皮肤色红者，严禁穴位贴敷
	中药药浴	患部
	中药离子导入	取阿是穴

续表

临床症状	中医护理技术	选穴（部位）或注意事项
关节畸形	艾灸	取阿是穴
	中药泡洗	足部
	穴位贴敷	取阿是穴
疲乏无力	艾灸	取足三里、关元、气海等穴位
	穴位贴敷	取肾俞、脾俞、足三里等穴位

二、急性白血病

急性白血病是以血虚发热、乏力、出血、胁下癥积、瘰疬痰核、骨与关节疼痛等为主要临床表现的一种病证，好发于3~7岁的儿童，起病急，进展快。

本病常因精气内虚、感受湿热邪毒等因素，致脏腑受邪，骨髓受损，气血亏虚而成。临床上急性白血病在辨证的基础上，可参照以下项目进行护理，表29-29。

表29-29　急性白血病的中医护理技术

临床症状	中医护理技术	选穴（部位）或注意事项
疲乏无力	耳穴贴压	取穴心、神门、交感、皮质下、内分泌等穴；粒细胞缺乏（$<0.5\times10^9/L$）者禁用
	穴位贴敷	取穴脾俞、肾俞、足三里等穴位
发热	穴位按摩	取合谷、曲池、耳尖等穴；有出血倾向者禁用。
	中药熏洗	足部
	中药湿敷	足部
骨痛	耳穴贴压	取脑、额、枕、神门、肝等穴位；粒细胞缺乏（$<0.5\times10^9/L$）的患者禁用
	穴位按摩	取太阳、印堂、头维、上星、百会、风池、风府、列缺、合谷、阿是穴等穴；有出血倾向者禁用
鼻腔出血	耳穴贴压	取内鼻、肺、肾上腺、额等穴位；粒细胞缺乏（$<0.5\times10^9/L$）者禁用
牙龈出血	局部按压	用棉棒蘸止血药物局部按压牙龈出血处
	中药汤剂	含漱凉血止血类中药汤剂止血
	中药外敷	用棉球蘸取云南白药或三七粉外敷牙龈

第三十章　外科常见病证的中医护理技术

中医护理技术在外科常见病证的应用，具有明显优势。临床上外科病证多由湿热下注、热毒蕴结所致。适宜的中医护理技术具有清热排毒，祛腐生新的功效。

第一节　常见皮肤病证

外科皮肤病证多由风湿热毒蕴结于肌肤而致，临床上常见的臁疮、丹毒、过敏性紫癜、带状疱疹等病证，常表现为红、肿、热、痛、痒等不适，施以适宜的中医护理技术，如中药外敷、中药塌渍、熏洗等中医护理技术，可祛风止痒、清热解毒、消肿止痛，有助于提高临床疗效。

一、臁疮

臁疮是以小腿局部痒痛红肿，继而破流脓水，甚则以腐烂、皮肉灰暗、久不收口为主要临床表现的一种病证，多发于长期站立及负担重物并伴有下肢静脉曲张的患者，特点是创口经久不愈和愈后易复发。

本病常因久行久立负重、局部皮肤受伤染毒，致下肢脉络淤滞化热，蕴酿成疮。临床上臁疮在辨证的基础上，可参照以下项目进行护理，见表30-1。西医学下肢溃疡出现上述症状时可参考本病的中医护理技术。

表30-1　臁疮的中医护理技术

临床症状	中医护理技术	选穴（部位）或治疗方法
疮周痒痛	穴位按摩	取中脘、足三里、内关、合谷、曲池等穴
	外涂	取清热利湿、收敛止痛药物或止痒洗剂外涂，如紫草油、三黄洗剂、三石散、青黛散或青黛膏、黄连膏等
脓水多而臭秽，引流通畅者	中药熏蒸	局部疮面
疮面腐肉未脱	湿敷	取清热解毒、利湿收敛的中药煎液湿敷患处，如黄连、马齿苋、土槿皮等
	贴敷	疮周红肿灼热明显者，遵医嘱予以清热解毒、消肿油膏贴敷，如金黄膏等
疮面新肌不生	中药熏蒸	新肌难生或不生者，中药熏蒸疮面
	艾灸	新肌难生或不生者，艾灸疮面

二、丹毒

丹毒是以局部皮肤突然鲜红灼热、肿胀疼痛、中间较淡、边缘清楚并略隆起、色如涂丹为主要临床表现的急性感染性病证，少数在红斑上有水疱。生于下肢者称为“流火”；生于头面者称为“抱头火丹”；生于躯干者称为“内发火毒”；新生儿多发于臀部，称为“赤游丹”。

本病多因素体血分有热，外受火毒，热毒蕴结，郁阻肌肤而发。临床上丹毒在辨证的基础上，可参照以下项目进行护理，见表30-2。

表30-2 丹毒的中医护理技术

临床症状	中医护理技术	选穴（部位）
红赤肿胀	中药泡洗（未溃期）	患部
	中药外敷	患部
	中药湿敷	患部
	中药熏洗	患部
	中药熏蒸	患部
发热	穴位按摩	取大椎、合谷、曲池等穴，按摩手法用泻法
疼痛	耳穴贴压	取神门、脑、交感、枕、肾上腺、皮质下等穴位
	穴位按摩	取合谷、内关、足三里等穴位
	中药外敷	患部
	中药湿敷	患部
	中药塌渍	患部
水疱	中药外敷	患部

三、紫癜

紫癜是血液溢出肌肤之间，皮肤呈现青紫斑点或斑块、关节肿痛、腹痛、咽痛、发热为主要临床表现的病证。急性紫癜患者表现为畏寒、发热、全身皮肤瘀点；慢性紫斑患者表现为牙龈和鼻腔出血，女性患者常见月经量过多。

本病常因外邪侵袭，致邪毒内蕴，热盛迫血而成。临床上紫癜在辨证的基础上，可参照以下项目进行护理，见表30-3。西医学过敏性紫癜出现上述症状时可参考本病的中医护理技术。

表30-3 紫癜的中医护理技术

临床症状	中医护理技术	选穴（部位）或治疗方法
皮肤淤点	耳穴贴压	取风溪、肺、肾上腺、内分泌等穴位
	中药涂擦	皮肤瘙痒时可用中药涂擦皮肤
	中药熏洗	患部
关节肿痛	耳穴贴压	取肘、膝、肾上腺等穴
	热敷	疼痛关节不宜热敷

续表

临床症状	中医护理技术	选穴（部位）或治疗方法
腹痛	耳穴贴压	取胃、腹、肾上腺等穴位
	穴位按摩	取三阴交、内关、足三里等穴位
咽痛	耳穴贴压	取咽喉、扁桃体、肺、肾上腺等穴位
	中药雾化	咽喉
	中药含漱	指导患者仰头含漱，漱液含口中1~2分钟后吐出，含漱后不要立刻漱口、进食
发热	耳穴贴压	取咽耳尖、肺、神门、咽喉、扁桃体等穴位

四、蛇串疮

蛇串疮是以皮肤上出现成簇水疱，宛如串珠，状如蛇行，呈带状分布且伴有局部刺痛为主要临床表现的一种急性泡疹性皮肤病证，又称缠腰火丹、蜘蛛疮、火带疮、蛇丹等，多见于成年人，春秋两季好发比病。

本病常因感染毒邪、湿热火毒，致阻滞经络，外溢皮肤而成。初期多为湿热火毒，后期多为正虚血瘀兼夹湿邪。临床上蛇串疮在出现上述症状时可参考本病。在辨证的基础上，可参照以下项目进行护理，见表30-4。

表30-4　蛇串疮的中医护理技术

临床症状	中医护理技术	选穴（部位）或治疗方法
疼痛	耳穴贴压	取肺、肝、内分泌、皮质下、肾上腺等穴位
	穴位按摩	取合谷、阳陵泉、太冲等穴；带状疱疹后遗神经痛期取阿是穴位
	拔火罐	取大椎穴、阿是穴，拔罐放血
	刮痧	脊柱两侧、患侧及周围异常表现的部位
	梅花针（叩刺）	患部及其周围
	火针	皮损部位痛位取穴位 相应节段夹脊穴位
	温针灸	脊柱两侧、患侧及周围异常表现的部位
	中药灌肠（低位）	直肠
	腕踝针	针刺上1，再根据疱疹所在部位选针刺点
丘疹及水疱	中药塌渍	患处

五、白疕

白疕是以皮肤上起红色斑片，上覆多层银白色鳞屑，瘙痒抓之有薄膜及露水珠样出血点为主要临床表现，常伴有大便干燥的一种病证。发病率男性高于女性。病程长而缓慢，反复发作，不易根治，久则皮损浸润肥厚。冬春两季易复发或加重，夏秋两季多缓解。

本病多因素体营血亏损、血热内蕴、化燥生风、肌肤失养而成。临床上白疕在辨证的基础上，可参照以下项目进行护理，见表 30-5。西医学寻常型银尿病出现上述症状时可参考本病。

表 30-5 白疕的中医护理技术

临床症状	中医护理技术	选穴（部位）或治疗方法
皮损潮红、鳞屑	中药湿敷	患部
	中药涂药	患部
皮损淡红、干燥脱屑	中药药浴	患处
	中药薰洗	患处
	中药涂药	患处
皮损浸润肥厚、经久不退	中药涂药	涂后选用塑料薄膜或纱布封包患处
	中药药浴	患处
	拔火罐	适用于肌肤丰厚处
瘙痒	中药涂药	患处
	中药药浴	患处
	中频治疗	取曲池、内关、足三里、三阴交等穴
	穴位贴敷	取神阙穴
	火针	夹脊、委中、曲池、照海、至阴、太白、屋翳等穴位
	艾灸	皮损部位
	皮肤针	皮损区，夹脊穴，八髎背部阳性点
便干	耳穴贴压	取大肠、直肠、肺、便秘点等穴位
	穴位按摩	取胃俞、脾俞、关元、中脘、支沟、天枢等穴位
	腹部按摩	取平卧位，以肚脐为中心，顺时针方向按摩腹部，以腹内有热感为宜，每日 2~3 次
	中药灌肠（低位）	直肠

第二节　常见肛门直肠病证

肛门直肠病证多由湿热下注，热毒蕴结而成，表现为肛门及其周围肿痛、坠胀、便血等。中药湿敷、中药药浴等中医护理技术具消肿止痛、止血的作用，临床上常见的肛门直肠周围脓肿、外痔、混合痔、肛瘘、直肠癌等，可选用上述护理技术。

一、肛痈

肛痈是以肛门周围红肿疼痛、有波动感，伴恶寒发热、便秘、排尿困难为主要临床表现的一种病证。

本病常因过食辛辣肥甘、外感六淫、情志不和等因素，致湿热内生，下注肛门而成。临床上肛痈在辨证的基础上，可参照以下项目进行护理，见表30-6。西医学肛门直肠周围脓肿出现上述症状时可参考本病的中医护理技术。

表 30-6 肛痛的中医护理技术

临床症状	中医护理技术	选穴（部位）或治疗方法
肛门肿痛	耳穴贴压	取肛门、神门、皮质下、直肠等穴位
	中药熏洗	肛门
	中药药浴	肛门
	中药外敷	肛门
发热	穴位按摩	取大椎、曲池、合谷、外关等穴位
	刮痧	取合谷、曲池、大椎等穴位
便秘	耳穴贴压	取大肠、便秘点、脾、直肠、三焦、皮质下等穴位
	穴位贴敷	取神阙穴
	穴位按摩	取天枢、关元、气海、大横、足三里等穴位
排尿困难	耳穴贴压	取脑、肾、膀胱、交感、神门、皮质下等穴位
	穴位贴敷	取神阙等穴
	穴位按摩	取气海、关元、阴陵泉、三阴交等穴位
	药熨法	取气海、关元、阴陵泉等穴位
	艾灸	取气海、关元、中极等穴位

二、痔病

痔病是以便血，肛门有肿物、坠胀、异物感或疼痛为主要临床表现的一种病证，患者常伴有便秘、肛周潮湿瘙痒。

本病常因外感风湿、脏腑本虚，使风湿燥热下迫，淤血浊气结滞而发。临床上痔病在辨证的基础上，可参照以下项目进行护理，见表 30-7、表 30-8。

表 30-7 痔病（外痔）的中医护理技术

临床症状	中医护理技术	选穴（部位）或治疗方法
疼痛	耳穴贴压	取交感、神门、大肠、直肠下段、肛门等穴位
	物理治疗	中频理疗取内关、合谷、承山、长强等穴位
	中药熏洗	会阴部
	中药药浴	会阴部
	中药湿敷	会阴部
	中药外敷	会阴部
	腕踝针	针刺双侧下 6
肛周肿胀	中药熏洗	肛周
	中药湿敷	肛周
	中药外敷	肛周
便秘	耳穴贴压	取肺、大肠、小肠、直肠下段、三焦、内分泌等穴位
	穴位按摩	取天枢、曲池、合谷等穴位
	穴位贴敷	腹部

表 30-8 痔病（混合痔）的中医护理技术

临床症状	中医护理技术	选穴（部位）或治疗方法
便血	中药熏洗	会阴部
疼痛	耳穴贴压	取肛门、直肠、神门等穴
	穴位按摩	取足三里、承山等穴
肿物脱出	中药熏洗	会阴部
	中药外敷	会阴部
便秘	耳穴贴压	取直肠、大肠、脾、胃、皮质下等穴
	穴位按摩	取天枢、胃俞、足三里、中脘、支沟等穴
	艾灸	取气海、三阴交、足三里等穴
	中药保留灌肠	肠道
	刮痧	刮背脊部膀胱经腰骶段，大肠俞刮至出痧；刮督脉腰阳关至长强至潮红或至出痧；刮肚脐两侧天枢、大横穴至出痧
肛周潮湿瘙痒	中药熏洗	肛周
	中药外敷	肛周

三、肛瘘

肛瘘是以瘘管形成，穿臀穿肠，以肛门硬结、局部反复破溃流脓、疼痛、潮湿、瘙痒为主要临床表现的一种病证。以 20~40 岁青壮年多见，发病率男性高于女性。

本病常因肛痈溃后久不收口、感受外邪、脏腑亏损等因素，致使湿热余毒下注，气血不畅所致。临床上肛瘘在辨证的基础上，可参照以下项目进行护理，见表 30-9。

表 30-9 肛瘘的中医护理技术

临床症状	中医护理技术	选穴（部位）或治疗方法
肛周溃口流脓	中药熏洗	会阴部
	中药外敷	会阴部
肛周疼痛	耳穴贴压	取肛门、直肠、交感、神门、皮质下、三焦等穴位
	穴位贴敷	取足三里、三阴交、承山、大肠俞、天枢等穴位
	中药熏洗	会阴部

四、大肠息肉

大肠息肉是以便血或便后滴血，腹泻或便秘，并伴黏液和肛门坠胀为主要临床表现的一种病证。

本病常因先天禀赋不足、饮食不节、劳倦内伤，致使肠道气机不利，经络淤血，浊气壅结不散而成。临床上大肠息肉在辨证的基础上，可参照以下项目进行护理，见表 30-10。

表 30-10 大肠息肉的中医护理技术

临床症状	中医护理技术	选穴（部位）或治疗方法
腹痛	耳穴贴压	取大肠、脾、胃、神门、交感、腹、内分泌等穴位
	穴位贴敷	取中脘、天枢、胃俞、关元等穴位
	穴位注射	取天枢、三阴交、足三里等穴位
	艾灸	取关元、天枢、大肠俞等穴位
	穴位按摩	取足三里、大肠俞、天枢等穴位
	远红外线治疗仪	取神阙、天枢、关元、气海等穴位
泄泻	耳穴贴压	取小肠、大肠、胃、脾等穴位
	穴位贴敷	取天枢、神阙、关元等穴位
	艾灸（回旋灸）	腹部，取神阙、中脘、天枢、关元、气海等穴位
	穴位按摩	取足三里、大肠俞、天枢等穴位
便秘	耳穴贴压	取大肠、直肠、脾、皮质下、便秘点等穴位
	穴位按摩	取天枢、上巨虚、大肠俞等穴位

五、结直肠癌

结直肠癌是以排便习惯改变、黏液血便、腹痛、腹胀为主要临床表现的一种恶性病证。

本病常因饮食不节、七情所伤、使湿热内生或气滞血瘀，久结于下而成。临床上结直肠癌在辨证的基础上，可参照以下项目进行护理，见表 30-11。

表 30-11 结直肠癌的中医护理技术

临床症状	中医护理技术	选穴（部位）或治疗方法
腹胀	穴位按摩	取足三里、脾俞、大肠俞、肺俞等穴位
	耳穴贴压	取大肠、脾、胃、交感、皮质下等穴位
	肛管排气或中药保留灌肠	直肠
	中药离子导入	取神阙、大肠俞、内关、脾俞、胃俞、肺俞等穴位
	艾灸	取神阙、关元、足三里等穴位
腹痛	穴位注射	取双侧足三里穴位
	耳穴贴压	取大肠、小肠、交感等穴位
	中药外敷	取关元、足三里穴位
粘液血便	穴位按摩	取中脘、百会、足三里、三阴交、脾俞、梁门等穴位
	耳穴贴压	取肾上腺、皮质下、神门等穴位
	中药保留灌肠	直肠

第三十一章　妇科常见病证的中医护理技术

妇科常见病证，如乳房疾病、带下疾病，多由气滞血瘀、热毒蕴结而成，表现为乳房肿块、小腹胀痛、带下异味等。中药外敷、穴位按摩有行气活血，消肿止痛功效，对肿块、疼痛等症状的护理具一定的优势，有助于局部症状的缓解和治疗。临床上急性乳腺炎、乳腺癌、急慢性盆腔炎病证可选用适宜的中医护理技术。

第一节　常见乳房病证

一、乳痈

乳痈是因热毒侵袭乳房，以乳房部结块、肿胀疼痛，伴发热、溃后脓出稠厚为主要临床表现的一种病证。

本病常由乳头破损、产后情志不畅、产后饮食不节等，致使郁热内生，气血瘀滞而成。临床上乳痈在辨证的基础上，可参照以下项目进行护理，见表 31-1。西医学急性乳腺炎出现上述症状时可参考本症的中医护理技术。

表 31-1　乳痈的中医护理技术

临床症状	中医护理技术	选穴（部位）或治疗方法
疼痛	耳穴贴压	取胸、肝、神门、心、交感、阿是穴等穴位
	中药外敷	患部
肿胀	耳穴贴压	取胸、肾上腺、内分泌、肝、神门、阿是穴等穴位
	中药外敷	患部
	中药熏洗	患部
发热	穴位按摩	取合谷、曲池等穴位；按摩时选择薄荷油、生姜水等介质
	耳穴贴压，	取胸、耳尖、神门、内分泌等穴位
	中药泡洗	足部

二、乳岩

乳岩是以乳房肿块、乳头溢液、乳头或乳晕改变、乳房疼痛等为主要临床表现的一种病证，多数患者伴有心烦易怒，好发于 45 岁以上妇女，是女性最常见的恶性肿瘤之一。

本病常因七情内伤、郁结伤肝、风寒内侵、冲任失调等，致邪毒蕴内，结滞乳房而成。临床上乳岩在辨证的基础上，可参照以下项目进行护理，表 31-2。西医学乳腺癌出现上述症状时可参考本病的中医护理技术。

表 31-2　乳岩的中医护理技术

临床症状	中医护理技术	选穴（部位）或治疗方法
乳房肿块	中药外敷	患部
	中药湿敷	患部
疼痛	耳穴贴压	取乳腺、腋下、肝、交感、内分泌等穴位
	中药外敷	患部
心烦易怒	耳穴贴压	取心俞、肝俞、神门、脑、皮质下等穴位
恶心、呕吐（化疗期间）	耳穴贴压	取脾、胃、交感、膈等穴位
	艾灸	取中脘、关元、足三里、神阙等穴位
	穴位按摩	取足三里、合谷、内关及两侧脊穴等穴位
四肢麻木（化疗期间）	穴位按摩	取足三里、手三里、太冲、阳陵泉、曲池、内关等穴位

第二节　带下病证

带下是以小腹或少腹疼痛，甚则痛连腰骶，发热、带下异常，或伴月经异常为主要临床表现的疾病。根据发病过程和临床表现可分为急性盆腔炎和慢性盆腔炎。

本病由于正气虚弱、感受湿热之邪，致使邪与气血相搏于胞宫、胞脉而成。临床上带下在辨证的基础上，可参照以下项目进行护理，见表 31-3。西医学急慢性盆腔炎出现上述症状时可参考本病的中医护理技术。

表 31-3　带下的中医护理技术

临床症状	中医护理技术	选穴（部位）或治疗方法
疼痛	穴位按摩	取关元、气海、足三里、三阴交等穴位
	艾灸	取气海、关元等穴位
	中药保留灌肠	避开女性经期
	中药湿敷	取小腹、腰骶部；注意经期不宜操作
	药熨法	取下腹部和腰骶部；注意经期不宜操作
	中药离子导入	避开女性经期
	中药熏洗	避开女性经期
带下异常	中药外洗	会阴部
月经异常	耳穴贴压	痛经者取神门、交感、内分泌、子宫等穴位
	中药外敷	腹部
	药熨法	取下腹部和腰骶部；避开女性经期
	穴位按摩	取关元、血海、三阴交等穴位

第三十二章　骨科常见病证的中医护理技术

中医护理技术运用于骨科病证，优势最为明显，如中药外敷、中药熏洗、穴位按摩等，具有活血化瘀、止痛生新、疏通经络等功效，适用于骨痹、膝痹等病证，有助于提升疗效，缩短病程。临床上膝关节骨性关节炎、股骨头坏死、颈椎病、腰椎间盘突出症可选择适宜的中医护理技术加以护理。

第一节　常见骨关节病证的中医护理技术应用

一、骨痹

骨痹又称骨关节病，是以肢体沉重、关节肿胀剧痛，甚至发生肢体拘挛屈曲，或强直畸形、屈伸不利为主要临床表现的一种病证。

本病因六淫之邪侵扰人体筋骨关节，闭阻经脉气血所致。临床上骨痹在辨证的基础上，可参照以下项目进行护理，见表32-1。西医学骨关节病出现上述症状时可参考本病的中医护理技术。

表 32-1　骨痹的中医护理技术

临床症状	中医护理技术	选穴（部位）或治疗方法
关节疼痛	穴位贴敷	关节处
	中药湿敷	关节处
关节肿胀	穴位贴敷	肩痹取曲池、肩髃、手三里等穴；膝痹取足三里、委中、阳陵泉等穴
	中药湿敷	关节处
	中药熏蒸	关节处
	中药外敷	关节处
屈伸不利	中药涂药	关节处
	中药泡洗	关节处
	中药离子导入	关节处
	蜡疗	关节处

二、膝痹

膝痹又称膝关节骨性关节炎，是以中年后双膝关节的关节软骨退行性变和继发性骨质增生为特征的慢性退行性骨关节疾病，以关节疼痛、肿胀、僵硬活动受限和关节畸形为主证的一种病证。

本病由于膝过度负重、局部损伤、久居湿地等，致气血瘀滞，筋骨失养而成。临床上膝痹在辨证的基础上，可参照以下项目进行护理，见表 32-2。西医学膝关节骨性关节炎出现上述症状时可参考本病的中医护理技术。

表 32-2　膝痹的中医护理技术

临床症状	中医护理技术	选穴（部位）或治疗方法
膝关节疼痛	耳穴贴压	取神门、交感、皮质下、膝等穴位
	中药熏洗	膝关节
	中药离子导入	膝关节
	艾灸	取阿是穴、阳陵泉、内膝眼、外膝眼等穴位
	拔火罐	阴陵泉、足三里、解溪等穴位
膝关节肿胀	物理治疗	膝关节
	中药熏洗	膝关节
	中药塌渍	膝关节
	中药外敷	膝关节
膝关节僵硬	药熨法	膝关节
	穴位按摩	取阿是穴、阳陵泉、内膝眼、外膝眼、阴陵泉、足三里、解溪穴等穴位
	中药熏洗	膝关节

三、骨蚀

骨蚀，又称股骨头坏死，是指痈疽内陷而侵蚀于骨，临床上出现疼痛、关节僵硬、活动受限及跛行为主要表现的一种病证。

本病常因酗酒、饮食膏粱厚味，致使痰湿蕴结，气血瘀滞，筋骨失养而发。临床上骨蚀在辨证的基础上，可参照以下项目进行护理，见表 32-3、表32-4。西医学股骨头坏死出现上述症状时可参考本病的中医护理技术。

表 32-3　骨蚀（儿童）的中医护理技术

临床症状	中医护理技术	选穴（部位）或治疗方法
疼痛	中药熏蒸	髋部
	中药塌渍	髋部
	中药外敷	髋部
髋部髋部功能障碍	中药外敷	髋部
	中药塌渍	髋部
	中药熏蒸	髋部

表 32-4　骨蚀（成人）的中医护理技术

临床症状	中医护理技术	选穴（部位）或治疗方法
髋部疼痛	中药熏蒸	髋部
	中药塌渍	髋部
	中药离子导入	髋部
	中药外敷	髋部
关节屈伸不利	蜡疗	髋部
	中药塌渍	髋部
	中药熏蒸	髋部

四、项痹

项痹又称颈椎病，是指项部经常疼痛麻木，痛及部头、肩部、上肢，可伴有眩晕、不寐为主要临床表现的一种病证。

本病是因正气虚损、感受寒湿等因素，致使邪阻经络，气血运行不畅而致病。临床上项痹在辨证的基础上，可参照以下项目进行护理，见表 32-5。西医学颈椎病出现上述症状时可参考本病的中医护理技术。

表 32-5　项痹的中医护理技术

临床症状	中医护理技术	选穴（部位）或治疗方法
颈肩疼痛	中药熏蒸	颈肩部
	中药塌渍	颈肩部
	中药外敷	颈肩部
	中药离子导入	风池、天柱、肩井、外关、合谷等穴位
	拔火罐	颈肩部
	穴位揉药	痛处
	涂擦治疗	痛处
	刮痧疗法	循经刮痧
眩晕	耳穴贴压（耳穴埋豆）	神门、肝、脾、肾、降压沟、心、交感等穴位
	中药离子导入	外关、合谷等穴位
	刺络放血	大椎穴
肢体麻木	中药熏蒸	痛处
	电针治疗	痛处
	刮痧疗法	痛处
颈肩及上肢活动受限	中药熏蒸	痛处
	中药离子导入	风池、天柱、肩井、外关、合谷等穴位
	艾灸	取阿是穴
不寐	温水疱脚	足部
	穴位按摩	按摩双侧太阳穴，印堂穴
	耳穴贴压（耳穴埋豆）	神门、肝、脾、肾、降压沟、心、交感等穴位
	五音疗法	根据不同证型选择宫、商、角、徵、羽五种民族调式音乐

五、腰痛

腰痛是因腰椎间盘突出症所致腰部疼痛，轻者仅腰部不适，重者如刀割、针刺、抽搐、电击样疼，或向下肢放射痛并伴有感觉麻木或下肢活动受限为主要临床表现的一种病证。

本病因正虚邪实，致使气血闭阻所致。临床上腰痛在辨证的基础上，可参照以下项目进行护理，见表 32-6。

表 32-6　腰痛的中医护理技术

临床症状	中医护理技术	选穴（部位）或治疗方法
腰腿疼痛	耳穴贴压	取神门、交感、皮质下、肝、肾等穴
	中药贴敷	腰部
	中药热熨	腰部
	拔火罐	腰部
	中药熏蒸	腰部
	中药离子导入	腰部
	腕踝针	针刺下肢 4、5、6 点位置
	刮痧疗法	循经刮痧
肢体麻木	中药熏洗	腰部
	中药塌渍	腰部
	艾灸	取足三里、环跳、委中、承山等穴
	穴位注射	取足三里、环跳、委中、承山等穴
	刮痧疗法	循经刮痧
下肢活动受限	穴位贴敷	取足三里、环跳、委中、承山等穴
	中药熏洗	腰部
	中药热熨	腰部

第二节　胫腓骨骨折的中医护理技术应用

胫腓骨骨折是指胫、腓骨骨干的骨连续中断，其主要临床表现为局部疼痛、肿胀或有皮下瘀斑、功能丧失、肢体外旋、缩短、畸形，损伤严重者可合并创伤性休克、挤压伤、脂肪栓塞或筋膜间隔区综合征。

临床上胫腓骨骨折在辨证的基础上，可参照以下项目进行护理，见表 32-7。

表 32-7　胫腓骨骨折的中医护理技术

临床症状	中医护理技术	选穴（部位）或治疗方法
疼痛	中药外敷	患部
	耳穴贴压	取神门、交感、皮质下、肝、肾等穴位

附录1 护理治疗仪操作技术

一、超生波治疗

超声波治疗技术是利用超声波的三大效应对人体进行物理治疗，从而达到促进新陈代谢，加强血液和淋巴循环，改善组织营养，促进侧支循环的建立等作用的一种技术。

【适用范围】

超声波治疗技术适用于心血管疾病、高脂血症，以及脑中风后遗症所致的肢体运动障碍、软组织挫伤等。

【评估】

1. 治疗室环境及温度。
2. 患者主要症状、既往史、过敏史、是否妊娠或处于月经期。
3. 患者治疗部位皮肤情况、体质、心理状况及对治疗的配合与接受程度。
4. 治疗仪性能。

【告知】

1. 治疗的作用、操作方法。取得患者信任，嘱咐患者排空二便。
2. 治疗时间为20~25分钟。
3. 治疗过程中若感觉时强时弱、时有时无的现象，是治疗处方的设定，属于正常现象。
4. 不能随意调节机器的功能键，以免发生意外。
5. 治疗过程中若患者感觉过热，或出现心慌、头晕、疼痛时，应停止治疗并报告医生处理。

【物品准备】

超声波治疗仪、耦合剂、纱块、纸巾，必要时备插线板。

【基本操作方法】

1. 核对医嘱，评估患者，做好解释，调节室内温度。
2. 治疗室检查治疗仪是否能正常工作。
3. 备齐用物，携至床旁。
4. 根据治疗部位，协助患者取合理舒适体位，注意保护患者隐私，保暖。
5. 选择合适的治疗方案，将耦合剂均匀地涂于超声探头后紧贴皮肤，用弹力绷带固定，按开始键，根据患者的感觉调节治疗强度。

6. 观察患者的反应，如有不适，应立即停止治疗并报告医生。

7. 操作完毕，取下探头后关机。清洁患者局部皮肤，协助着衣，注意避风，安置舒适体位。

8. 清理探头耦合剂，清理用物，整理床单位，洗手。

9. 记录操作时间、治疗部位、治疗方案、治疗时间、患者局部皮肤的情况等，注意观察治疗效果。

【注意事项】

1. 颅内高压、化脓性炎症、急性败血症、出血倾向、消化道大面积溃疡、急性心脑血管疾病、安装有心脏起搏器者禁用。

2. 意识精神障碍、感觉迟钝或障碍、老年人、幼儿患者须防止烫伤，治疗时应有专人负责。

3. 耦合剂涂抹均匀，避免探头过热，烫伤患者。

4. 弹力绷带松紧适宜。

5. 仪器工作时应远离强电器（冰箱，洗衣机，微波炉及高频设备），不可与其共用插座，以防干扰和电刺激过强。

6. 强度增至较大时若患者仍无感觉，应停止治疗，检查仪器及探头是否紧贴皮肤。

二、低频脉冲电治疗仪

低频脉冲电治疗仪是集物理医学低频电治疗技术与真空负压吸附技术为一体的具有双重治疗效果的新型治疗仪。低频电流治疗具有兴奋神经肌肉组织、镇痛、促进局部血液循环、镇静中枢神经系统和消炎功能。

【适用范围】

低频脉冲电治疗仪适用于偏瘫及肢体感觉障碍、颈肩腰腿痛等。

【评估】

1. 治疗室环境及温度。

2. 患者主要症状、既往史、过敏史。

3. 患者治疗部位皮肤情况、体质、心理状况、感觉的灵敏度及对电刺激的耐受程度。

【告知】

1. 治疗时间为 20 分钟。取得患者信任，嘱咐患者排空二便。

2. 治疗过程中出现蚁爬或蚁咬感觉属于正常现象，如出现肌肉抽搐或刺痛、心慌等不适感，应及时告知操作者调整治疗强度。

3. 患者不能随意调节治疗过程中机器的功能键，以免发生意外。

4. 治疗过程中有间歇性的强弱、时有时无的现象，属于正常治疗的处方设定，非仪器故障。

【物品准备】

低频治疗仪、吸水海绵、沙块、棉签、必要时准备电插板。

【基本操作方法】

1. 核对医嘱，评估患者，做好解释，调节室内温度。

2. 备齐用物，携至床旁。根据医嘱选择治疗的部位，协助患者取合理舒适体位，注意保暖。

3. 检查低频脉冲电治疗仪性能，开启仪器开关，调节负压开关，设定治疗时间，将吸水海绵用温水浸软之后，挤去多余水分，放于吸附导子内，再将吸附导子吸附于治疗部位，根据处方、患者的耐受程度调节低频治疗强度的大小。

4. 观察患者的反应，若感到不适，应及时调节治疗强度。

5. 操作完毕，将所有调节按钮归零后再撤吸附导子，关机。清洁患者局部皮肤，协助着衣，注意避风，安置舒适体位，清理用物，整理床单位。

6. 观察治疗部位皮肤情况，做好记录。

【注意事项】

1. 脑出血急性期、癌症、出血倾向、高热、心功能不全、皮损、体内埋有心脏起搏器者，以及孕妇、婴幼儿均禁用。

2. 为确保供电系统的安全可靠，水气分离盒中的水超过容积 1/3 时必须放水。

3. 治疗过程中，如果有一个吸附电极脱落，必须立即停止治疗，将调节按钮归零后才能恢复治疗。吸附电极请勿交叉放置。

4. 治疗过程中，吸附电极应远离患者的胸部。当低频强度调至最大时患者仍无感觉，停止治疗，检查治疗仪器是否故障。

5. 仪器工作时应远离强电器（高频设备），不要与其他机器共用一个插座。

三、激光治疗

激光治疗能改善局部血液循环和组织营养状态，促进炎性产物吸收，致痛物质代谢，从而达到活血化淤，消炎止痛等作用。

【适用范围】

激光治疗适用于骨伤科、疼痛科、理疗科、推拿科、皮肤科、烧伤科、耳鼻喉科、口腔科、妇科等多种疾病，如骨折手术后伤口愈合、骨膜炎、扭伤、颈腰腿痛、神经痛、肩周炎、溃疡面愈合、压疮、湿疹、烧伤感染、扁桃体炎、牙周炎、中耳炎、鼻炎、急慢性盆腔炎等。

【评估】

1. 治疗室环境及温度。

2. 患者主要症状、既往史、是否妊娠或处于月经期。

3. 患者体质、心理状况及感觉的灵敏度。

4. 患者对激光治疗的认识及合作程度。

【告知】

1. 治疗时间一般为 10 分钟。取得患者信任，嘱咐患者排空二便。

2. 治疗的目的、作用、注意事项。

3. 操作过程中勿紧张。

【物品准备】

激光治疗机、遮光布、电插板。

【基本操作方法】

1. 核对医嘱，评估患者，做好解释，调节室温。

2. 备齐用物，携至床旁。根据治疗部位，协助患者取合理舒适体位，注意保暖。

3. 协助患者暴露治疗部位。

4. 根据患者病灶部位调节距离、强度、时间，选择治疗模式，按启动键开始治疗，计时时间开始倒计时。

5. 观察患者的反应，若感到不适，应立即停止，协助患者卧床休息。

6. 治疗结束，撤去激光机。协助患者穿衣，安排舒适体位，清理用物，整理床单位。

【注意事项】

1. 有激光输出时，不可直接关掉开关，否则将破坏输出光源。

2. 注意询问患者治疗过程中的感受，如感到不适，应立即将治疗头撤离患者，关闭电源。

3. 孕妇腹部和腰骶部、面部（眼睛）、甲状腺、黑色物品（头发、身体大面积黑色胎记等）不可直接照射；癌症患者亦不可使用该治疗技术。

四、颈椎电动牵引

颈椎电动牵引可解除颈部肌肉痉挛，缓解疼痛症状，解除神经根受压和对椎动脉的压迫，促进血液循环，调整小关节错位和椎体滑脱，调整和恢复已被破坏的颈椎内外平衡，恢复颈椎的正常功能。

【适用范围】

颈椎电动牵引适用于轻度颈椎病、颈椎间盘突出症、颈椎生理曲度改变、椎动脉狭窄的患者。

【评估】

1. 治疗室环境及温度。

2. 患者主要症状、既往史。

3. 患者体质、心理状况、后颈部皮肤情况。

4. 患者对颈椎电动牵引治疗的认识及合作程度。

【告知】

1. 颈椎电动牵引治疗的作用原理。取得患者信任，嘱咐患者排空二便。

2. 颈椎电动牵引时间约为 20 分钟。

3. 治疗过程中可能出现的不良反应，教会患者使用呼叫铃。

【物品准备】

颈椎电动牵引机、温水、纱布。

【基本操作方法】

1. 核对医嘱，评估患者，做好解释，调节室内温度。

2. 备齐用物，协助患者取坐位，暴露颈部，温水纱布清洁后颈部皮肤，将颈椎牵引带套在下颌及后枕部，固定好绑带，松紧适宜。

3. 选择牵引波形，按运行键开始工作，计时时间开始倒计时。

4. 分别将光标移到脉冲波形、脉冲强度、热疗强度进行相应的设置。

4. 牵引过程中，可以根据需要增减牵引力。

5. 观察患者的反应，若感到不适，应立即停止，协助患者卧床休息。

6. 操作完毕，清洁后颈部皮肤，协助患者整理衣物，护送患者返回病室，清理用物。

7. 观察疗效，做好记录。

【注意事项】

1. 治疗过程中患者如有任何不适，可按“急停键”或“急停开关”，机器将停止工作，恢复到初始状态。

2. 机器运行期间，操作者不得离开治疗室。

3. 与患者接触的颈椎治疗头等，使用后需用75%乙醇进行消毒处理。

4. 不要在开机前在患者身上固定治疗头。

5. 带有心脏起搏器等电子医疗仪器者，禁止进行颈椎电动牵引治疗。

五、腰椎电动牵引

腰椎电动牵引是指利用牵引力与反牵拉力作用于腰椎，通过向相反方向的牵拉来达到治疗腰椎间盘突出目的的一种技术。牵引还可使腰椎得到充分的休息，减少运动的刺激，有利于组织充血、水肿的吸收和消退，还可缓解肌肉痉挛、减轻椎间压力。

【适用范围】

腰椎电动牵引适用于腰椎间盘突出症、腰椎滑脱、腰椎退行性变、腰椎小关节紊乱、腰椎小关节滑膜嵌顿、早期强直性脊柱炎、无合并症的腰椎压缩性骨折等。

【评估】

1. 治疗室环境及温度。

2. 当前主要症状、病史。

4. 患者腰部皮肤、感觉的情况。

3. 患者对腰椎电动牵引治疗的认识及合作程度。

【告知】

1. 餐后30分钟内不宜进行腰椎电动牵引。取得患者信任，嘱咐患者排空二便。

2. 腰椎电动牵引治疗的作用原理。

3. 腰椎电动牵引时间约为 30 分钟。

4. 治疗过程中可能出现的不良反应，教会患者使用呼叫铃。

【物品准备】

腰椎电动牵引机、大毛巾。

【基本操作方法】

1. 核对医嘱，评估患者，做好解释，调节室内温度。

2. 协助患者平躺于腰椎电动牵引床上，将腰椎下牵引带套在患者髂前上棘，上牵引带套在肋弓下缘，松紧适宜。

3. 选择适宜的牵引力，设定牵引时间。按“执行”键开始工作，计时时间开始倒计时。

4. 牵引结束，解除牵引带，让患者休息片刻。

5. 观察疗效，做好记录。

【注意事项】

1. 治疗前告知患者，出现不适感时，可自行按“患者急停”开关。

2. 禁止将“患者急停”开关放于地上。

3. 使用前应根据个人情况选择适当的牵引力，循序渐进。

4. 脊髓疾病、腰椎结核、肿瘤、有马尾神经综合征表现的腰椎管狭窄、椎弓断裂、重度骨质疏松、严重高血压、心脏病、出血倾向者禁用此技术。

六、四维牵引

四维牵引是以调曲为主，包括手法正骨调曲和牵引调曲，使骨关节复位，达到对位、对线、对轴的目的。其是提高临床治愈率、降低疾患的复发率、减少手术率、杜绝致残率的一种操作技术。

【适用范围】

四维牵引适用于椎体及关节突关节错位，椎曲随之改变、椎间盘突出；亦适用于神经根在椎间孔及椎管内双靶点受压，严重的椎管狭窄等。

【评估】

1. 治疗室环境及温度。

2. 患者主要症状、临床表现、是否妊娠或处于月经期。

3. 患者腰部皮肤及感觉情况。

4. 患者对四维牵引治疗的认识及合作程度。

【告知】

1. 餐前餐后 30 分钟内不宜进行四维牵引。取得患者信任，嘱咐患者排空二便。

2. 四维牵引治疗的作用原理。

3. 牵引治疗时间约 20 分钟，首次治疗可根据患者耐受程度酌情减少治疗时间。

4. 治疗过程中可能出现的不良反应，教会患者使用呼叫铃。

【物品准备】

牵引床、胸椎牵引带、腰椎牵引带、牵引固定带、护脚腕带、毛巾等。

【基本操作方法】

1. 核对医嘱，评估患者，做好解释，调节室内温度。

2. 备齐用物，根据牵引的部位，协助患者取合理舒适体位，注意保暖。

3. 根据牵引部位协助患者躺在牵引床上，将胸椎牵引带、腰椎牵引带、摆放在身体相应部位，垫毛巾保护，捆绑，松紧适宜。

4. 按“电源”键，根据治疗的需要选择相应的治疗维度，按“程序”键调节适宜的牵引力。

5. 设定牵引时间为 20 分钟。

6. 按“执行”键开始牵引。

7. 治疗过程中观察患者反应，询问患者感觉，如有不适及时调整。

8. 设定的治疗时间完成后，机器自动停止工作，按“返回”键将患者退回到起始体位，解除牵引带，让病人平卧休息 10 分钟。

9. 牵引结束，观察疗效，做好记录，按“电源”键关机。

10. 协助患者返回病房，并平卧休息 30 分钟。

【注意事项】

1. 治疗前告知患者，出现不适感时，可自行按“急停”开关。

2. 将“急停”开关放在患者手边，禁止将“急停”开关放于地上。

3. 使用前应根据病情及个人情况选择牵引力，循序渐进。

4. 脊髓疾病、腰椎结核、肿瘤、有马尾神经综合征表现的腰椎管狭窄、椎弓断裂、重度骨质疏松、严重高血压、心脏病、出血倾向者禁用。

七、脉冲磁治疗仪

脉冲磁治疗仪是依据疾病治疗的需要，选配一定的穴位或治疗部位，将治疗线圈固定在穴位或患处，通过涡电流的影响和非机械振动电按摩、温热场效应与红外线物理治疗相结合，达到镇痛、消炎、调节神经功能的目的，具有促进炎症吸收、减轻局部水肿的作用，有利于修复病变部位的一种治疗操作方法。

【适用范围】

脉冲磁治疗仪适用于慢性盆腔炎、慢性软组织损伤、颈肩腰腿痛、乳腺疾病及痛经等。

【评估】

1. 治疗室环境及温度。

2. 患者主要症状、既往史、过敏史、是否妊娠或处于月经期。

3. 患者体质、心理状况，对温度、按摩强度的耐受程度。

4. 患者治疗部位的皮肤情况。

5. 进餐时间。

【告知】

1. 脉冲磁治疗仪治疗目的、作用。取得患者信任，嘱咐患者排空二便。

2. 治疗过程中避免线圈与皮肤直接接触，禁止用潮湿的手触碰治疗仪的各个部件。

【物品准备】

脉冲磁治疗仪、治疗线圈、大毛巾，必要时备电插板。

【基本操作方法】

1. 核对医嘱，评估患者，做好解释，调节室内温度。

2. 备齐用物，携至床旁。根据治疗的部位，协助患者取合理舒适体位，注意保暖。

3. 遵医嘱确定治疗部位。

4. 根据不同治疗的部位选择相应的治疗线圈，将其固定在待治疗部位并将治疗线圈的插头连接至主机。

5. 开机，选择治疗模式，调节治疗参数，启动治疗，计时时间开始倒计时。

6. 观察患者的反应，若感到不适，应立即停止，协助患者卧床休息。

7. 操作完毕，关机。清洁并观察局部皮肤，协助着衣，注意避风，安置舒适体位，清理用物，整理床单位。

8. 观察疗效，做好记录。

【注意事项】

1. 治疗前一切易于被磁化的物品，如手机、手表、磁卡等，请妥善放置，远离治疗线圈，以防被磁化。

2. 开机后，切勿插拔线圈插头。

3. 对于有金属植入物患者，建议适当调低占空比，避免强交变脉冲磁场的治疗时间累积造成内源性发热。

4. 患者感觉剧烈疼痛时可适当调低振动频率、红外线温度，且避免加速反应。

5. 本治疗仪不得与高频设备使用同一个电源，以免发生干扰。

八、脑电生物反馈治疗

脑电生物反馈治疗是通过小脑顶核电刺激治疗仪，对人体脑部进行电刺激治疗，以改善脑微循环，保护神经细胞，促进神经功能的恢复，抑制脑部炎症反应，是配合中医穴位治疗的一种方法。

【适用范围】

脑电生物反馈治疗适用于脑梗死、脑出血恢复期、脑外伤恢复期；亦适用于预防中风、脑供血不足（颈椎病导致椎动脉供血不足等）、偏头痛、失眠、老年性痴呆、小儿脑瘫等。

【评估】

1. 治疗室环境及温度。

2. 患者主要症状、既往史、过敏史、是否妊娠或处于月经期。

3. 患者意识、活动能力、有无感觉迟钝或障碍。

4. 患者有无局部皮肤破损和皮疹、体质、心理状况，对电刺激的耐受程度。

【告知】

1. 脑电生物反馈治疗的作用、操作方法。取得患者信任，嘱咐患者排空二便。

2. 患者治疗过程中，若出现蚁爬感或蚁咬感，属于正常现象，应及时告知操作者调整治疗强度。

【物品准备】

脑循环功能治疗仪、电极片，必要时备电插板。

【基本操作方法】

1. 核对医嘱，评估患者，做好解释工作，调节室内温度。

2. 备齐用物，携至床旁。遵医嘱确定好穴位，协助患者取合理舒适体位，注意保暖。

3. 打开电源开关。电极贴片装于电极线的另一端，两个刻有“主”字的电极线贴于耳突部，两个辅电极贴于上下肢穴位，上肢（外关、曲池穴）、下肢（血海、足三里穴）。调节屏幕参数，按启动键进行治疗。

4. 随时询问患者治疗感受，检查电极有无脱落直接接触患者的皮肤。电刺激强度以患者能耐受为宜，若需要重新调节参数，先按暂停键，再调节。

5. 操作完毕，关机，取下患者身上的电板，再关闭电源开关。协助着衣，安置舒适体位，清理用物，整理床单位。

6. 观察疗效，做好记录。

【注意事项】

1. 患者脑出血急性期、体内有金属植入物、佩带心脏起搏器、治疗部位皮肤外伤、皮肤溃烂及恶性肿瘤者禁用此仪器治疗。

2. 治疗过程中操作者应加强巡视，注意观察患者的面色、呼吸、出汗等情况，出现头晕、心慌等异常症状，停止治疗，报告医师。

九、红外线灯照射

红外线灯照射是指运用红外线灯照射患者病灶处，红外线灯通电后迅速产生的热量可辐射出至人体较深部位的远波段红外线，使局部血管扩张，增加血液循环，改善组织代谢和营养状态，增强免疫功能，增强吞噬细胞功能和血管通透性，从而有利于炎性渗出物的吸收，达到治疗疾病的目的。

【适用范围】

红外线灯照射适用于闭合性软组织损伤、肩周炎、风湿关节炎、小儿腹泻等。

【评估】

1. 治疗室环境及温度。

2. 患者主要症状、既往史、是否妊娠及处于月经期。

3. 患者照射部位的皮肤情况、体质、心理状况、对热的耐受程度。

【告知】

1. 红外线灯照射治疗的作用、操作方法。嘱咐患者排空二便。

2. 治疗时间为 20~30 分钟。

3. 治疗过程中若患者感觉过热、心慌、头晕等，应立即报告医护人员。

4. 不要触摸灯罩内部的电路，尤其是手湿时，有触电的危险。

5. 照射过程中不要随意移动红外线灯、改变体位。

6. 治疗后注意避风寒。

【物品准备】

红外线灯、纱块，必要时准备屏风。

【基本操作方法】

1. 核对医嘱，评估患者，做好解释工作，调节室内温度。

2. 备齐用物，携至床旁。

3. 打开红外线灯开关，预热、试温。

4. 协助患者取合理舒适体位，暴露照射部位，注意保护患者隐私，保暖。

5. 清洁皮肤，红外线灯一般放置于照射部位上方 30~50cm 处。特殊情况时，可依据个体差异选择合适的照射距离，并询问患者感受。

6. 照射时间为 20~30 分钟。

7. 中途应随时观察患者的局部皮肤情况，询问患者感受。

8. 照射部位出现桃红色、均匀红斑为宜，若皮肤出现红紫色，应立即停止照射，遵医嘱处理。

9. 操作完毕，协助患者着衣，安排舒适体位，清理用物，整理床单位。

【注意事项】

1. 试温度后才可照射。

2. 照射面、颈部及前胸时，应以湿纱布遮盖眼睛或让其戴有色眼镜保护眼睛。

3. 照射过程中，专人负责，随时观察患者的治疗情况。

4. 患者感觉过热时，操作者可适当调高照射距离；感觉温度过低时，可在安全范围内缩短照射距离，并避免烫伤。

5. 仪器有异常或患者有异常感受时，应立即关闭电源。

6. 如局部出现小水疱，不必处理，可自行吸收；如水疱较大，消毒局部皮肤后，用无菌注射器吸出液体并覆盖消毒敷料，保持干燥，防止感染。

附录2 常用腧穴表

穴位	定位	经络名称
尺泽	在肘横纹中，肱二头肌腱桡侧凹陷处	手太阴肺经
列缺	在前臂桡侧缘，桡骨茎突上方，腕横纹上1.5寸处	
少商	在手拇指末节桡侧，距指甲角0.1寸（指寸）处	
商阳	在手食指末节桡侧，距指甲角0.1寸	手阳明大肠经
合谷	在手背，第1、2掌骨间，当第2掌骨桡侧的中点处	
曲池	在肘横纹外侧端，屈肘，当尺泽与肱骨外上髁连线中点	
肩髃	在肩部，三角肌上，臂外展，或向前平伸时，当肩峰前下方凹陷处	
迎香	在鼻翼外缘中点旁，当鼻唇沟中	
地仓	在面部，口角外侧，瞳孔直下，当口角旁0.4寸	足阳明胃经
颊车	在面颊部，下颌角前上方约一横指（中指），当咀嚼时咬肌隆起，按之凹陷处	
天枢	脐旁2寸	
犊鼻	屈膝，在膝部，髌骨与髌韧带外侧凹陷中	
足三里	在小腿前外侧，当犊鼻下3寸，距胫骨前缘1横指	
丰隆	在小腿前外侧，当外踝尖上8寸，条口外，距胫骨前缘2横指	
隐白	在足大趾末节内侧，距趾甲角0.1寸	足太阴脾经
三阴交	在小腿内侧，当足内踝尖上3寸，胫骨内侧缘后方	
阴陵泉	在小腿内侧，当胫骨内侧髁后下方凹陷处	
血海	屈膝，在大腿内侧，髌底内侧端上2寸，当股四头肌内侧头的隆起处	
少海	屈肘，在肘横纹内侧端与肱骨内上髁连线的中点处	手少阴心经
通里	在前臂掌侧，当尺侧腕屈肌腱的桡侧缘，腕横纹上1寸	
神门	在腕部，腕掌侧横纹尺侧端，尺侧腕屈肌腱的桡侧凹陷处	
少泽	在手小指末节尺侧，距指甲根角0.1寸（指寸）	手太阳小肠经
小海	在肘内侧，当尺骨鹰嘴与肱骨内上髁之间凹陷处	
听宫	在面部，耳屏前，下颌骨髁状突的后方，张口时呈凹陷处	
肾俞	第2腰椎棘突下，旁开1.5寸	足太阳膀胱经
委中	在腘横纹中点	
承山	腓肠肌肌腹下出现尖角凹陷处	
昆仑	外踝尖与跟腱之间的凹陷处	
至阴	在足小趾末节外侧，距趾甲角0.1寸（指寸）	

续表

穴位	定位	经络名称
涌泉	在足底部，卷足时足前部凹陷处	足少阴肾经
太溪	内踝尖与跟腱之间的凹陷处	
照海	内踝尖下方凹陷处	
曲泽	在肘横纹中，当肱二头肌腱的尺侧缘	手厥阴心包经
内关	在前臂掌侧，腕横纹上2寸，掌长肌腱与桡侧腕屈肌腱之间	
劳宫	在手掌心，当第2、3掌骨之间偏于第3掌骨，握拳屈指时中指尖处	
关冲	在手无名指末节尺侧，距指甲根角0.1寸处	手少阳三焦经
外关	在手背腕横纹上2寸，尺桡骨之间	
肩髎	肩髃后方，当臂外展时，于肩峰后下方呈现凹陷处	
丝竹空	眉梢凹陷处	
风池	枕骨之下，胸锁乳突肌与斜方肌上端之间的凹陷处	足少阳胆经
肩井	大椎穴与肩峰连线的中点	
环跳	股骨大转子最凸点与骶骨裂孔的连线的外1/3与中1/3交点处	
阳陵泉	在小腿外侧，当腓骨头前下方凹陷处	
大敦	在足大趾末节外侧，距趾甲角0.1寸	足厥阴肝经
太冲	在足背，第1、2跖骨底之间的凹陷处	
曲泉	屈膝，当膝关节内侧面横纹头上方凹陷处	
期门	乳头直下，第6肋间隙或前正中线旁开4寸	
命门	第2腰椎棘突下凹陷中	督脉
大椎	第7颈椎棘突下凹陷中	
风府	后发际正中直上1寸	
百会	两耳尖连线的中点	
水沟（又名人中）	当人中沟的上1/3与中1/3交点处	
中极	前正中线上，当脐下4寸	任脉
关元	前正中线上，当脐下3寸	
气海	前正中线上，当脐中下1.5寸	
神阙	脐中央	
膻中	两乳头连线的中点	

主要参考文献

1. 张心曙，凌昌全，周庆辉．实用腕踝针疗法［M］．北京：人民卫生出版社 . 2002.

2. 中华中医药学会中医护理常规技术操作规程［M］．北京：中国中医药出版社，2006.

3. 李艳梅，姜女．皮肤科疾病针灸治疗学［M］．天津：天津科技出版社 . 2008.

4. 张红星，杨运宽，林国华．带状疱疹［M］．北京：中国医药科技出版社，2010.

5. 张广清，彭刚艺．中医护理技术规范［M］．广州：广东科技出版社，2012.

6. 兰蕾，张国山．腕踝针疗法［M］．北京：中国医药科技出版社 . 2012.

7. 林国华，李丽霞．火针疗法［M］．北京：中国医药科技出版社，2012.

8. 钟士元．人体经筋病治疗与扳机点图解［M］．广东．广东科技出版社，2013.

9. 程爵棠，程功文．刮痧疗法治百病［M］. 4 版．北京：人民军医出版社 . 2013.

10. 邢进，周建军．常见皮肤病中医外治妙法经典荟萃［M］．武汉：华中科技大学出版社 . 2013.

11. 何远方，陶蕾，施江艳．中药热奄包治疗慢性咳嗽 56 例［J］．中医临床研究 2014，30（6）：29-30

12. 孙秋华．中医护理学［M］．北京：人民卫生出版社，2017.